の正体

患者、看護師、お金のすべて

松永正訓

小児外科医

809

中公新書ラクレ

はじめに

ふと気がつけば、医者になって37年目である。最初の19年間は千葉大学病院の小児外科医として、そして後半の17年は地域の開業医として小児科医みたいなことをやっている（ときどき簡単な外科的処置もする）。これだけやれば、ようやく一人前という感じだろうか。

ぼくが医学生のとき、卒業試験で落第点をくらって整形外科の助教授（いまで言う准教授）の先生と追試の面談をやった。先生は、「研修医の2年が終わったら、10年一つのことをテーマに選び一生懸命やれ。そうすれば必ずその道で名前が知られるようになる」と諭してくれた。

なるほど、大学時代も開業医になってからも、10年を過ぎた頃から少しずつ自信みたいなものが心の内に生まれてきたような気がする。しかしそれは「みたい」なものであって、決して「確信」ではない。はっきり言えば、今でも開業医という仕事に慣れない。なぜだろう。

開業医になった時点で、ぼくには何か高邁《こうまい》な理想があったわけではない。こんなことを言うと、ぼくのクリニックに来てくれる患者家族はがっかりしてしまうかもしれないが、ぼくには「医者をやるしか能がない」から開業医になった。大学病院に残ることができればそうしたかった。しかしぼくは体が弱く、それは無理だった。

当初イメージしたぼくの開業医の理想の姿はブラック・ジャックである。え、手術の名人？　そうではない。ブラック・ジャックは岬の突端の崖の上に自宅を構え、そこが診療所になっている。患者は岬の先端まで長い道を歩いて行って、ブラック・ジャック邸の門を叩く。

つまり、ぼくも患者さんに、そんなふうにぼくを頼ってはるばるやって来てほしいと思ったのである。だが現実はまったく違った。開業した1年目からどっと患者が押し寄せて、風邪や胃腸炎やインフルエンザのお子さんを多数診ることになった。

大学病院で診ていたような難しい患者はほとんど来ない（たまに、がんの子どもに出会う）。95％は、診断に困らない患者だ。そして軽症の患者でもある。このギャップには苦しんだ。今でも悩むことがある。別の言い方をすると、ぼくでなくても治せる病気をたくさん診ている。これが開業医という仕事に慣れない理由だろう。

慣れないなら、どうするか？　それはがんばって慣れるようにするしかない。幸いぼくは努力することを厭《いと》わない。1年目は、いろいろな意味で未熟な開業医だったと思うが、懸命に足掻《あが》いて少しでもいい医者になろうと毎年努力を続けている。いい医者って何だろうかということも真剣に考え続けている。

軽症の患者だからと軽く診療はせずに、患者家族が何を求め、何を心配しているかに真摯に向き合っているつもりだ。たぶん、開業1年目のぼくより、18年目のぼくの方が、説明がはるかに丁寧になっていると思う。でも、現在うちのクリニックに通っている患者家族は、ぼくのことをどう思っているのだろうか。聞いてみたい気もするが、正直怖い気持ちがまさる。

医療の業界には医師頭（イシアタマ）という言葉がある（尾藤誠司先生が作ったもの）。カスタマーには多様なニーズがあり、売り手はそれに応えるが、医師はイシアタマで固定化した思考しかしないため、ペイシェント（患者）に自分の「常識」を押し付けてしまう。そこにコミュニケーションの齟齬《そご》が生まれる。ぼくだって医師頭だから、患者家族とコミュニケーションが取れているかあやしい。だから、聞くのがこわい。

では、聞くことはやめて、逆にぼくの方から開業医が何を考えているのか説明しようではないかとぼくは思い立った。みなさんも、実は開業医のリアルな姿に興味があるのではないか。誰にとっても関わり合いのある開業医という仕事の内容は、あんがい知られていないはずだ。ぼくもこれだけ長く開業医をやってきたのだから、一丁前の顔をして業界の裏話をしても「えらそう」ではないだろう。そしてせっかく開業医の舞台裏を話すなら、思い切って赤裸々に話した方が読者には楽しんでもらえるだろう。隠さなくてはいけない話などはないので、包み隠さず語ってみようと思う。

そもそもクリニックはどうやって作るのか？

開業医はお金をどう工面しているのか？

開業医はどんな生活をしているのか？

開業医は患者家族とどういう関係を結びたいと考えているのか？

医者はどのような修練を経て開業医になるのか？

本来は協力関係にある大学病院にイライラするときとは？

看護師さんに何を求めているのか？

開業医は診察しながら、手術をしながら何を考えているのか？

クレームをつけられたとき、虐待を見つけたとき、どう思うのか？

そういった話を明るく語っていきたい。中にはちょっとした暴露話もあるかもしれないが、誰かを傷つける話はしないつもりだ。でも上司だった教授の悪口は言う（笑）。

この本を通して、みなさんが町のクリニックに親しみを持ってくれればうれしい。そして医者と患者の関係がよくなれば、なおうれしい。

まずはクリニックの作り方から説明しよう。

目次

はじめに　3

第一部　クリニックはどうやって作られているか？

1　どうやって資金を工面しているのか？……14
2　人を雇う難しさ……23
3　開業医は儲かるか？……34
4　クリニック設立のときに「買ったもの」と「作ったもの」……44
5　開業医にとって最大のストレスは？……55

第二部　医者と患者　この難しい距離感！

6　ほほえましい、パパたちの大ボケ育児奮闘記……68

7 クレームで心が折れるとき……76
8 危険なドクターショッピング……86
9 セカンドオピニオンとは何か？……96
10 薬がほしくてクリニックにやってくる患者さん……107

第三部 医者の作り方、教えます

11 勤務医と開業医という分け方……120
12 医者の収入はどれくらい？……135
13 大学医局員・勤務医・開業医、楽しみは？……147
14 「開業医」という学問はない……164
15 女性は医師に向いているか？……174
16 名医はどこにいる？……183
17 医師は看護師をこんなふうに見ている……191

第四部　医者は診察しながら何を考えているか？

18　熱が下がらないと夜も眠れない……204
19　恐怖の医療ミス……215
20　もっとも難しいのは軽症患者……224
21　何もしないほうが儲かる仕組み……230
22　手術はストレス？　それとも楽しい？……238
23　開業医が虐待を発見したとき……246

おわりに　257

イラスト／風間勇人
図表作成・本文DTP／市川真樹子

開業医の正体

患者、看護師、お金のすべて

第一部
クリニックは
どうやって作られているか？

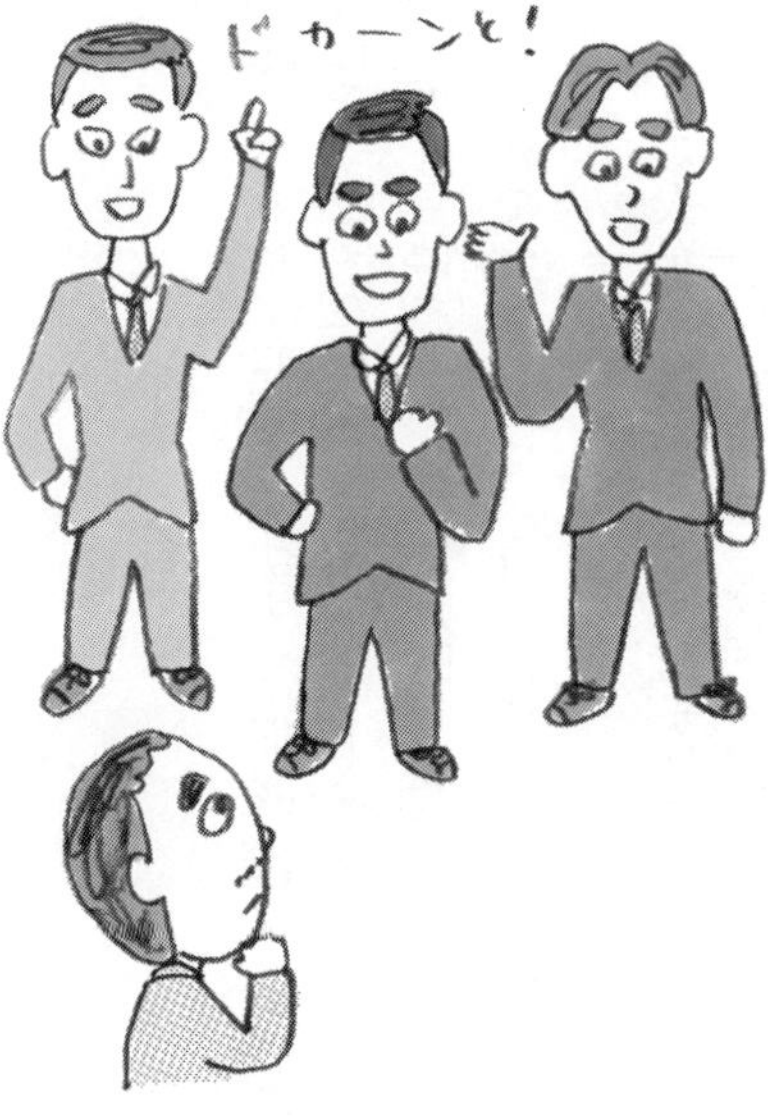

1　どうやって資金を工面しているのか？

正直、開業医はつまらなそうだった

資金がいくらあれば開業できるか？　これはゼロでも大丈夫である。担保もなしで大丈夫である。少なくともぼくの場合はそうだった。ぼくは19年間、大学病院の医局に在籍したが、開業を決意したときのぼくの貯金はおよそ2000万円くらいだった。この2000万円を全部つぎ込んでしまうと生活ができないので、自分は開業医になれないのではないかと思った。

ところが、ちゃんとお金を貸してくれる人がいるのである。おまけにコンサルタントのように、開業までのステップをすべて支えてくれる。ぼくがクリニックの経営を安定させれば、貸したお金と利子を回収できるから。言ってみればウインウインの関係だ。

ぼくが開業するまでの経緯をちょっと振り返ってみよう。

開業を決意する数年前に、ぼくは生命保険に加入するために、ある内科クリニックで健康診査を受けた。そのクリニックは自宅から車で30分くらい行った所にあるショッピングモールの中にあった。

クリニックの扉を開けて、まず驚いた。待合室がとても狭い。長椅子が数個並んでいて、そこに患者さんが肩を寄せ合って座っている。すし詰めという感じである。ぼくは自分の名前が呼ばれるまで待合室の隅で立っていた。

看護師さんに呼ばれて診察室に入ると、そこも狭かった。おまけに薄暗かった。医師は、そんなに年配という感じではなく、中堅といった年齢に見えた。簡単な問診と聴診が終わると、その医師は診断書にペンを走らせ始めた。

ぼくはその様子を眺めていた。そして何気なく視線を下に向けると、あることに気づいた。その医師は素足なのである。サンダルも脱いで、足をゆらゆらさせていた。ぼくはその姿を見てこう思った。

（ああ、この人は、今の仕事が好きじゃない。狭くて暗いビルの一室で、楽しくもない仕事をしているんじゃないかな）

ぼくが大学病院で患者家族と相対するときに、「裸足で足、ゆらゆら」は絶対にない。もっと真剣に患者に接している。言っては悪いけれど、この先生は倦《う》んでいるなと感じたのである。

この光景は強烈だった。当時のぼくは大学病院で最先端の医療をやっていたので、こういう医者人生もあるのかと、ちょっとカルチャーショックを受けた。決して見下したという意味ではなく、違う世界だと感じた。ちなみに、ビルの一角のテナントになって診療所を運営することを「ビル診」という。

ドカーンと儲かりますよ

しかし人生、どう転ぶか分からない。体が弱かったぼくは、44歳の春に開業しようと決めた。それしか選択がなかった。その辺の事情は『患者が知らない開業医の本音』（新潮新書）に詳しく書いた。そうすると、自己資金が200万円のぼくは、ビル診しか選択肢がない。土地を買って、建物を建ててなどは、到底できるはずもない。

そうか、あのときに見た先生のように、狭く、暗い所で裸足で診療するのか……と思うと、強烈に憂鬱になった。でも諦めるしかない。ビル診でも何でも、とにかくどういう手順で準備をすればいいか全然分からない。そこで友人の開業医たちに、開業するための準備の仕方を教わった。

開業の第一段階は資金調達。医療に特化したリース会社があり、開業コンサルタントも同時に引き受けてくれるということが分かった。ぼくはまずZリース会社の人に話を聞きに行った。

Zリースの支社に行くと3人の若手営業マンがいた。彼らは、いきなりお金の話を始めた。ビルを借りるのにいくら、内装工事にいくら、医療器具を揃えるのにいくら、患者が何人来て収入がいくら……そうすれば何年後にはこれだけのお金がドカーンと貯まりますよという話がどんどん進んでいく。「もう、爆発！」とか煽《あお》ってくる。

ちょ、ちょっと。これではまるで洗脳セミナーではないか。ぼくは別にお金が欲しいわけではない。金持ちになりたくて開業医になりたいわけではない。これはちょっと違うなと思い、ぼくはZリースとの話に積極的になれなかった。

自宅に帰って妻と話し合ったが、やはり妻も「儲け話」には興味がなかった。この話は放っておこうと思った。ところがしばらくすると、Zリースからメールが来た。そこにはこうあった。

東京都杉並区で今度新規に産婦人科クリニックを立ち上げる。この地域は、人口に対して産婦人科が少ない。かなりのお産の数が見込まれる。その産科の先生は、1か月健診をやってくれる小児科の先生を探している。どうですか？　その産院の隣のビルで開業しませんか？　ドカーンと赤ちゃんが来ますよ。

東京かあ。ぼくは千葉市在住。千葉市から杉並区まで一体どれくらい時間がかかるんだろう。若いうちはいいかもしれないけど、やがて歳を取ったらとても東京まで通えないんじゃないかな。それに、ドカーンと患者さんに来られても困る。ぼくは地に足をつけてゆったりと仕事をしたかった。妻と話し合ったが、その話は断った。Zリースさんとは相性がよくないのかもと思った。

建て貸しという方法があります

先輩の開業医に紹介されたのは、コピー機で有名なR社のRリースだった。Rリース社の営業の青年は夜遅くに大学病院まで説明に来てくれた。フットワークも軽いし、話してみると明朗快活で、若いが自信をみなぎらせている印象だった。

Rリースさんが尋ねる。

「開業までのタイムスケジュール感は分かりました。で、先生はどんな感じのクリニックを希望していますか？」

「希望も何もお金がないので……ビル診しかないと思っています」

「建て貸しという方法もありますよ」

初耳である。

「なんですか、それ？」

「先生が希望の土地を選んで、地主の大家さんにクリニックを建ててもらうんです。そして先生は大家さんに家賃を払って診療するんです。クリニックは先生の望み通りの大きさ、間取りになります。ビル診より楽しく仕事ができますよ」

「ちょ、ちょっと待ってください。それって一体いくらかかるんですか？　本当にお金がないんです」

「ビル診よりかは少し出費が多いかもしれませんが、自分で土地を買って、自分で建物を建てるよりはるかに安いですよ」

なんと。そんなシステムがあったのか。あの狭くて暗いクリニックが脳裏に浮かぶ。うう、いやだ。穴蔵のような狭いスペースで一生仕事をしたくない。

果たして借金を返せるか

しかしぼくの心配は、Rリースさんに借りたお金を返せるかどうかにあった。開業医というのは、自分のクリニックを始めるときに、それまで働いていた病院に通ってくる患者をごそっと自分のクリニックに連れてくるという話をよく聞く。

だがぼくの場合、大学病院で診ているのは、小児がんとか、先天的な異常に基づく内臓の病気の手術後とかばかりで、小児科を標榜する予定のぼくのクリニックで診るのは無理がある。いや、診てもいいのだが、それって患者のためにならないのではないか。

それよりゼロから始めた方がいいような気がする。

となると、ぼくが始めるクリニックは、地域の人たちにとってまったく未知の医療機関になる。ドカーンと患者が来なくてもいいが、全然来なくて潰れそうになるのも困る。借金が返せるくらいは来てくれるのだろうか。全然分からない。

Rリースさんは悠然としている。

「大丈夫ですよ。失敗した人、見たことありません」

「……でもぼくが最初の人になるかもしれませんよ」

「まあ、千葉大の先生ですから大丈夫でしょう」

「担保もありませんよ」

「大丈夫です。貸します」

迷った。迷ったが、建て貸しというワードの魅力がまさった。ぼくはその夜、妻と相談してRリースさんの話に乗ることにした。

話をしていると、Rリースさんはこういった建て貸し方式に慣れているらしく、クリニックを建てる業者もすでに決めてあった。全国的に有名なハウスメーカーだった。こうして、まず土地探しから始まった。紆余曲折はあったが、ぼくの自宅から車で20分くらいの所に広い土地が遊んでおり、地主さんにお願いをしてクリニックが建つことになった。

で、懸案の借金であるが、これは計画以上に順調に返すことができた。はっきり言えば繰上げ返済で返した。当初はドカーンというほど患者さんは来なかったが、春に開業して秋には行列のできるクリニックになっていた。何がよかったのだろう？　自分ではよく分からない。岬の突端にぽつんとあるクリニックを目指したが、そうはならなかった。

お金がなくても開業医になれる

さて、今のぼくは、建て貸しというシステムに大変満足しているが、何十年にもわたって家賃を払い続けるというのがいいのかどうかよく分からない。住まいもそうですよね？　買った方がいいのか、賃貸の方がいいのか？

ぼくは何歳までクリニックで診療を続けるのか決めていないが、もし、30年働いて家賃を払い続けると……けっこう大変な金額になってしまう。ぼくが開業して5年後くらいに、ぼくの先輩の医師が新規開業し、その顚末《てんまつ》を大学医学部の同窓会報に書いていた。

その先生は、千葉市の中心部にある広い土地を、銀行から融資を受けて購入したという。自己資金がぼくとは全然違うだろうから簡単には言えないが、毎月の支払いが最終的には自分の土地となって残るのは、ちょっと羨ましいと思った。ま、分相応ということを考えれば、これでよかったのかもしれない。

いずれにしても、お金はなくても開業医になれる。うちのクリニックは駐車場も広いし、中も広い。段差もないので、大型の車椅子も横並びの2人用のベビーカーも入ってくることができる。患者さんにフレンドリーなので、十分満足である。

2　人を雇う難しさ

何人雇えばいいの？

きれいな内装も高価なX線撮影装置も超音波検査機器も、お金さえ出せば手に入れることができる。その一方、お金ではどうにもならないのが人材である。

クリニックを立ち上げるときに、まず何人雇うかということを考えることになった。ぼくは先輩の開業医の先生から、クリニックの運営で最もコストがかかるのは人件費だと教えられていた。では具体的に何人いればクリニックが回っていくのか。そこが今ひとつ分からなかった。

まず医療事務スタッフについて考えてみると、受付に1人、会計に1人、最低2人は必要である。でもこれでは余裕がないから、3人は雇う必要がある。

そして看護師。看護師の役割は非常に大きい。ぼくの右腕となって働いてくれるのだから、誰でもいいというわけにはいかない。経験を積んでいることも大事だし、反射的にテキパキと仕事ができることも重要だ。なおかつ、ぼくと馬が合うことも欠かせない条件となる。

ぼくの妻は手術室勤務の看護師で、ここでは詳しくは書かないが、ぼくがこれまで見た中で最高の腕前を持っているスーパーナースだった。妻も働いてくれることが決まっていたので、最低あと1人、できれば2人雇いたい。そうすると、合計5人ということになる。

そういうことを社労士さんと相談していたら、あるルールがあることを教えてもらった。雇用の際に、週30時間以上勤務の人を5人以上雇うと、社会保険を厚生年金にしなければならないのだという。厚生年金になれば、半額をぼくが負担することになる。それはちょっと重い話である。全額借金でクリニックを始める身としては、それだけの出費に耐えられるか分からない。

そこで、5人雇うのは断念した。正確には、5人雇用するが、そのうち1人は、週に半分のみの勤務を希望する人を採用することにした。しかし採用と言っても応募してくれる人はいるのだろうか。これればかりは、買い物をするのとはわけが違う。

ただ、千葉大病院からうちのクリニックに来てくれるという人がいた。一人は、小児外科病棟でクラークとして働いていた女性。医療事務の資格も持っている。明るい性格だし、人当たりが実にいい。

もう一人は、大学病院のＩＣＵ（集中治療室）で働いている看護師。ぼくら小児外科医は重篤な新生児の患者をときどきＩＣＵに入れてもらい集中管理していたが、彼女はよくその担当になってくれた。前職が某県立小児医療センターのＮＩＣＵ（新生児集中治療室）だったため、赤ちゃんを看るのがとてもうまかった。彼女が来てくれれば百人力である。

いよいよスタッフ募集

残りのメンバーを募集する必要がある。Ｒリースさんに相談すると、新聞の折り込み求人紙がいいと言う。４ページくらいの求人紙の中に、広告が多数掲載されるというあれだ。広告会社に連絡をとり、広告の図案を作った。広告の面積が大きくなれば当然コストもかかる。目立たないと人に見てもらえない。そんなにお金があるわけではないので、大きなものは作れない。結局フツーのサイズの広告にした。

問題はこれをどの地域にまで配るかだ。千葉市は六つの区から成っており、ぼくのクリニックは若葉区。だけど、隣の稲毛区や中央区にも近い。そこで思い切って三つの区に求人紙を配ることにした。

看護師に関しては、もう一つ求人の手段があった。それは千葉県看護協会が斡旋《あっせん》するナースバンクである。ここに求人登録しておけば、誰かの目に留まってくれるかもしれない。確率は低そうだけど。ま、タダだからいいか。

ところがすぐに看護師さんから連絡が来た。どんな人だろう？　ぼくは妻を交えて3人でファミリーレストランで会うことにした。これは緊張する。会ってみて、「やっぱり結構です」と断られたらどうしようと、面接未体験のぼくは弱気だった。

当日ファミレスの駐車場で落ち合い、挨拶をして店内に入った。妻は社交的な人なので、その看護師さんとどんどん話が進む。聞けば、千葉県こども病院の喘息病棟で8年間働いていたというではないか。これはすごい人材だ。

で、ぼくは自分が何者かを説明しなければならないと思い、毎日新聞のコピーを持参していた。記事では小児がんの特集を組んでおり、ぼくの顔と談話もでっかく紙面に載っていた。毎日新聞で自己紹介をしようとしたのだから、アホである。それを彼女に見せたところ、「は〜」とまったく反応がなかったので、ぼくはえらく焦った。

妻と看護師さんはそんなぼくにお構いなしに、いろんな話を続けていく。一通り話し終えると、妻が「じゃあ、今日はこの辺で。長くなりましたので」とお開きにしようとする。すると看護師さんが、「あのー、ところで私は採用なんでしょうか？」と聞いてきた。妻は「もちろんです」と言い、ぼくの顔を見る。ぼくは、「やっぱり結構です」と言われなかったので大いに安堵し、「は、はい」と返事した。これで看護スタッフは全員決まった。

採用の「アタリ」「ハズレ」

次は医療事務スタッフである。新聞折り込み求人紙が配達された日の翌々日から、応募の手紙が続々と来た。まさか、こんなに！　という感じである。今から考えると、オープニングスタッフということが魅力的だったのだろう。応募は20件を超えた。この中から2人を選ばなければならない。正確にはフルタイムの1人と週半分の1人である。履歴書を詳細に見ると、意外と「扶養の範囲で。午前中だけ希望」みたいなのが多かった。あと、まったく未経験の人も目立った。

最終的に、面接する人を6人に絞った。残る人には手紙を書き、お断りのお詫びを述べるとともに500円の図書カードを添えた。

さて、面接っていったいどうやればいいのだろうか。クリニックでの面接を日曜日に設定し、まずその前に、ぼくは先輩の開業医の先生に電話相談した。面接のコツを聞いたのである。開業歴が長い先輩は言う。

「いやあ、それが分からないんだよね」

「は？　分からない？」

「そうなんだよ。何度経験しても、アタリ、ハズレがあるんだよ。これはいい！　と思った人でも実は仕事ができなかったり、大して期待してなかった人が大当たりだったり。ま、健闘を祈るよ」

なんだそりゃ。自分の勘を信じろということか。ぼくと妻は出たとこ勝負で面接に挑むことにした。

欲しい人材は最も優れた人？

午後1時から1人15分で面接を行った。結果を先に書くとどの人も優秀で、面接すればするほど迷った。ではもっとも優秀な2人を選んだかというとそうではない。人を採用するというのは、クリニックの欠けたピースをその人が埋めてくれるかどうかである。欲しい人材というのは、必ずしも「最も優れた人」ではないのである。

フルタイムとして最終的に採用した女性は、最も経験が少なく、年齢的に若い人だった。ただし真面目さがよく伝わってきた。いわば白紙の人である。この人をうちのクリニックに合うように育ててみようと思った。

週半分で雇った女性は、年齢が比較的に若い割にこれまでのキャリアが豊富な人だった。つまり即戦力である。週に半分来てもらえるだけで、十分仕事も覚えてもらえるし、もしかしたら今までの経験を活かしてうちのクリニックに何かを教えてくれるかもしれない。

もう1人ものすごく迷った人がいた。明るく、頭の回転が速く、パソコンに習熟していることがすぐに分かり、めちゃくちゃやる気に満ちていた。この人を採用したいと思った。ただし、週半分で、だ。そこで聞いてみた。

「フルタイムじゃなくて、週に半分だったら、どうですか？　それでも働きますか？」

すると彼女の顔からすっと笑みが消え、「あ、それはちょっと……」と顔の前で手を振った。

この人を採用しなかったが、この判断が正しかったのか、そのあと何度も考えた。数年後、クリニックが軌道に乗ってから、スタッフが出産を機に退職することになって欠員が出たとき、この女性にコンタクトを取りたいと思った。しかし履歴書は返送していたので連絡先が分からなかった。彼女がクリニックにいたらどういう展開になっていたのかなと今でも考える。

アポ無しで現れた看護師

さて、これですべてスタッフは揃った。5月の大型連休明けの開院を控えて、4月のぼくは毎日院長室にこもり、ホームページを一生懸命作っていた。妻も毎日のようにクリニックにやってきて、ぼくと一緒に院長室で事務作業をしていた。そしてある日、突然インターフォンが鳴った。

誰だろう？　今日は誰とも約束をしていない。玄関に出てみると、若い女性が白いロングスカートを身につけて立っていた。そのそばには、5～6歳の女の子が寄り添っていた。女性がおずおずと声を出す。

「新しくクリニックができると聞いたんですけど、雇ってもらえないでしょうか。私、看護師なんです」

なんと。そんなことがあるのか。

「まあ、ここじゃあ何ですから、中に入ってください」

ぼくは母子を院長室に招いて、妻と一緒に話を聞くことにした。今回も妻がその女性とこれまでの仕事のキャリアなどについてたくさん話をした。産婦人科で働いた経験から、赤ちゃんのケアに慣れていることがすぐに分かった。しかし……しかしである。ぼくは申し訳ない思いで口を開いた。

「せっかく来てもらったのですが……実はスタッフはすべて決まってしまったんです。残念ですが、これ以上、人を雇う余裕がないんです」

「そうですか……分かりました。ありがとうございました」

看護師さんは娘さんを連れて部屋を出て行った。

これでいいのか？　ぼくは迷った。その女性の瞳にはとても聡明な印象があり、こうした人はなかなか得難いと感じたからだ。

ぼくは妻の顔を見た。妻が切なそうな顔をしている。ぼくが「追いかけようか？」と聞くと、妻は「うん」と大きく頷いた。同じ気持ちのようだ。

ぼくは院長室を飛び出し、玄関に向かって走っていった。クリニックの扉を出たすぐの所で、ぼくは看護師さんを呼び止めた。

「あのー、ちょっといいですか？　雇えるかどうか、決められないんですけど、連絡先を教えてもらえませんか？　取り敢えず、コンタクトは取れるようにしたいんです」

ぼくは手帳にメールアドレスと電話番号をメモした。

えっ！　辞退したい？

そして1週間が経った。大学のＩＣＵで働いている看護師さんから電話がかかってきた。なんとご懐妊である。ぼくのクリニックで働くことは辞退したいという。残念だが、おめでたい話だからしかたない。そうすると……。ぼくは先日クリニックにアポ無しでやってきた看護師さんに連絡を取って、「事情が変わりました。うちで働いてくださ い」とお願いした。

こうしてその女性と、千葉県こども病院で働いていた女性が、現在まで17年間うちのクリニックで看護師として働いてくれている。

人を雇うというのは、なかなか難しい。結局は縁なのかなと思う。医療事務スタッフに関して言えば、正直うちと相性が悪くて辞職した人も過去にはいる。だけどほとんどの退職が、結婚や出産が契機だった。そして新しい人が入ってくる。その出会いがまた楽しい。

逆の面から言うと、職を得るというのは「運」とか「相性」とかの部分が大きいと思う。採用されなくても、それはその人が劣っているということではない。その組織が求める空いたピースにスッポリはまらなかっただけかもしれない。だから、職を求めてうまくいかないことがあっても、必要以上に落ち込んだりしないほうがいいとぼくはアドバイスしたい。

現在うちのクリニックは、いい人に恵まれて順調に運営できている。スタッフには感謝しかない。

3 開業医は儲かるか？

私立大学医学部の駐車場には外車がズラリ

医者ですと自己紹介すると、「ご両親はお医者様ですか？」とよく聞かれる。確かに私立大学の医学部生は医家の子どもが多い。ぼくの場合、国立大学出身なので、同級生に両親が医療関係という人はあまりいなかった。

医学部の授業料が高いことは誰もが知っているだろう。だけどこれも私立大学だけの話である。国立大学の場合、医学部も文学部も授業料は同じである（ただし、医学部は6年間なので、総額はその分高い）。ぼくが医学部に入学した1981年、授業料は月に1万5000円だった。現在は月額4万4650円となっている。大きなハードルとはまったく言えないだろう。医学生＝裕福な家庭の子というのは誤解である。うちもごく平凡な家庭だった。

医学部に合格すると、ぼくはラグビー部に入った。この当時、先輩の中で車を所有している人はそれほど多くなかった。持っていたとしても中古で買ったような小型の車ばかりだった。つまりぼくら医学生は貧しかった。

ラグビーの試合のために東京によく遠征した。東京には私立大学の医学部がたくさんある。そういう所へ向かうのである。対戦相手の大学の駐車場に着くと、メルセデス・ベンツやらＢＭＷの車がずらりと並んでいたものだ。私立の医学生は違うなあと思った。ぼくらと違って、お金持ちのご子息・ご息女という感じである。

私立医学部授業料は国立の10倍

確かに家が裕福でないと、私立大学の医学部に入れない。最近やや事情が変わってきてはいるが、授業料が高額なのは事実である。実際どのくらいなのか見てみよう。

私立医学部には御三家と呼ばれる大学がある。けっこう偏差値が高い。そして授業料が安めに設定されている。だから受験生が殺到し、偏差値も高くなるのだろう。大学のホームページを調べてみると、御三家の６年間の授業料の総額は次の通りである。

・慶應義塾大学医学部　２２２３万円
・日本医科大学　２２００万円
・東京慈恵会医科大学　２２５０万円

この3校に加えて、順天堂大学が学費を下げたことで偏差値が上がったと言われており、また２０１７年に開学した国際医療福祉大学医学部は、６年総額１８５０万円と私立で最も安い。

では最も高額なのはどこか。川崎医科大学（岡山県倉敷市）は6年総額４５５０万円である。そのほかにも４０００万円前後の私立大学がいくつかある。

31ある私立大学の6年総額の平均を調べたら、およそ３２００万円だった。国立大学が6年総額で約３５０万円なので、10倍近い計算だ。やはりこうなると、一般の家庭の人にはなかなか納められない金額と言えるのではないだろうか。

つまり開業医は一般的に高収入であり、私立大学の医学部へ子を入学させる余裕があり、また、子は親の医院を継承するために開業医になる率が、国立大学出身者よりも多いようである。医家の家系というのは確かに存在する。また、これだけ高額な授業料を払ったのだから、「元を取ってやろう」という計算が働いても不思議ではない。

金を稼ぐために開業医になった親友

高校時代、ぼくの親友のFという奴は実に頭のいい男だった。Fは現役で一橋大学に入学し、卒業後、一流商社に就職した。ところがその仕事が全然おもしろくなかったらしい。名の通った企業ではあるがけっこうブラックで、勤務時間が長く、給与がそれに見合っていなかった。そこで彼は、30歳で会社を辞め、受験勉強を始めた。

文系だったFが医学部を目指すという。2年連続地方の国立大学医学部を受験したが失敗に終り、比較的偏差値の高い私立大学医学部に合格した。学費の工面が大変だったらしいが、親戚の人たちが協力してくれたと聞いている。

Fが38歳で医学部6年生になったとき、ぼくに電話がかかってきた。

「ちょっと進路に迷っているんだけど、相談に乗ってくれない？」

「……どういう？」

「心臓外科医になろうかと思っている。最先端の医療を追求したい。でもこの歳では難しいだろうか。いっそのこと割り切って、開業医になってうんと金を稼いでやろうかとも思っている」

38歳のぼくは、大学で臨床・研究・教育をやっていた。「金を稼ぐ」ということはこれまで一度も考えたことがなかったし、周囲の医師にもそういうことを言う人間は皆無だった。そうか、そんな考え方もあるのかとぼくはかなり驚いた。

「心臓外科医になりたいという君の夢はすばらしいと思うよ。君は頭もいいし。ただ、外科の世界は徒弟制で上下関係がとても厳しい。年齢が上でも君は下っ端として使われる。それでもがんばれるかな？　金を稼ぐというのは、ぼくには全然分からないからアドバイスはできないよ」

Fは心臓外科医にはならなかった。ごく普通の内科の医局に入った。研修医の2年を終え、3年間関連病院に出向すると、医師6年目でいきなり東京の中心部で開業した。それも皮膚科でだった。なぜ皮膚科なのかはぼくには分からないが、頭のいいFのことだからマーケティングのようなことをやったのだろう。クリニックにはたくさんの患者が訪れ、彼はクリニックを増やしていった。夢が叶ったのだから、Fは幸せなのだろう。

この1例を以て、私立と国立の開業志向を論じるのはかなり乱暴だと頭では分かっているのだけれど、どうもそんな傾向があるような気がしている。はっきり言って、勤務医と開業医では収入がかなり違う。この辺の事情はあとで詳しく述べよう。でも、3000万〜4000万円の授業料を回収しようと思ったら、開業するしかないだろう。開業は起業であり、ある種の才覚が必要である。私立大学出身の医師にはけっこうタレントが多い印象がある。

ただ、才能のある人間は国立にもいて、たとえばぼくの大学の後輩のYouTuber、ドラゴン細井さん（細井龍先生）は、医学部受験塾と美容整形外科クリニックを経営している。形成外科医として初めは大きな病院で修業していたが、卒後6年で独立し、年商が約20億円らしい（YouTubeで自分で言っていた）。実に大したものだ。とてもまねできない。

なぜ開業医は高収入か

美容整形外科クリニックは保険診療ではなく、経営者が決めた金額を患者から受け取ることができるので、高収入なのは当然であろう。では、美容外科は横に置いておいて、一般の開業医はなぜ勤務医と比べて収入が高いのであろうか。何かズルをしているのだろうか。

それは違う。開業医と勤務医では診る患者の数がまったく異なる。比べ物にならない。ぼくは毎日、朝から夕方まで外来診療をやっている。患者が多い日はゆうに100人を超える。過去最高記録は、150人というのがある。一方ぼくが大学にいたときは、外来診療は週に1回、それも多くて40人くらいだった。

もちろん手術もやっていたが、おそらく手術というのは、時間あたりの収益、そして手術に関わるスタッフの1人あたりの収益というのは、外来診療に比べて大したことがないような気がする。

今は違うと思うが、ぼくが大学にいた頃、成人の内科の医師たちは午前中に外来診療をやって、午後からは研究棟で実験をやっていた。それでは当然収益を上げることはできない。ちなみにぼくの所属する小児外科は病院内で最も忙しい科で、実験は夕食を食べてから夜中にやっていた（大学病院には診療のほかに、学生教育や研究活動が求められているために常に忙しい。そしてその中でも小児外科は診療科として緊急手術が病院の中で最多であるため、さらに忙しい）。

ぼくは1995年に千葉県こども病院の小児外科に出向し働いていた。ものすごく忙しかったけれど、大学病院ほどでは全然なかった。また、ちょっと失礼な言い方になるが、医師室でヒマそうにしている医師の姿を見かけることもあった。

当時、こども病院の年間赤字額は20億円と言われていた。200ベッドあったから、年間1ベッドあたり1000万円の赤字である。何でこんなに赤字になったのだろうか。やはり1人の患者に対する医療スタッフの数が多すぎたのだろう。また高度先進医療をやればやるほど赤字になるという面もある。医療機器や器具に大きなコストがかかるからだ。

病院が赤字を減らすのは簡単です

大病院が赤字を減らそうと思うのであれば、方法はかんたんである。どんな患者でも絶対に断らずに受け入れればいいのである。

大病院の医師は自分の専門性を活かしたいのか、自分の専門から少し離れる患者とか、開業医でもがんばればギリギリどうにかなるような比較的軽症の患者は診ようとしないようにぼくの目には映る。これは経営面から考えても、医師の基本姿勢としても問題があると思う。はっきり言って、一般病院の医師は、働こうが働くまいが給料は同じである。だからどんな患者でも引き受けてがんがん働こうというインセンティブが生まれにくい。

病院名は伏せるが、千葉県にはあらゆる患者を受け入れることで飛躍的に成長した公立病院がある。小児科の部長先生が意識改革を行い、診療体制を根本から変えたのだ。どんな患者でも快く受け入れてくれれば、開業医は躊躇せず患者をその病院へ送る。すると病棟のベッドは常に満床になり、収益が上がる。すると病院の経営陣が小児科のスタッフを増員してくれるし、患者が多くなればそこから学ぼうと全国から研修医が集まる。

医者の数が多くなれば、当直の回数が減るので、医師は重労働から解放され、さらにスタッフが集まってきて、受け入れることのできる患者数も増える。勤務医にとっての最大のストレスは当直なので、これが減ることは日々の診療の充実につながる。ぼくはこの病院の経営状況を知らないが、これだけ患者をたくさん診ていれば、経営状況が悪いということはあり得ないだろう。

開業医が儲かるのは当たり前の話だが、勤務医だって病院の体制を変革すれば、医師の給与がすぐに上がらないにしても、充実した医師生活が送ることができる。医師は患者を診て「なんぼ」である。

4　クリニック設立のときに「買ったもの」と「作ったもの」

借金で何を買うか

自己資金ゼロで開業したぼくは、Rリース社から、借入金5000万円、リース代1200万円を借りた。借入金は15年で、リース代は6年で返済するという約束だ。なお、借入金5000万円の中には、運転資金として1500万円が含まれていた。クリニックを新規開業すると1年目は利益が出ないという読みだったからである。つまり1年間の生活費だ。結局この生活費は不要となり、繰上げ返済したが。

さて、このお金を使って何を買うか。内装工事とか机やソファーといった備品とか、お金のかかるものはたくさんある。こうしたものは、選択の余地なくお金を注ぎ込むことになる。買うか買わないか自分で選択できるのは、次の三つである。

・X線撮影装置と現像機
・超音波検査装置
・電子カルテ

これらはすべて300万円以上する。総計で1000万円を超える。

X線撮影装置を常備していない小児科クリニックも確かにある。子どもは、単なる風邪から気管支炎になり、さらにこじれて肺炎になることがしばしばある。一般論として肺炎の診断にはやはりX線撮影装置があった方がいい。

ただし、聴診器一本で肺炎の診断をつけられないかというと、それも違う。ぼくが聴診で「これは肺炎だ」と思ってX線撮影をすると、ほぼ100%肺炎像が写るし、「違うと思うけど、念のために」と思って撮影すると、やはり肺炎ということはない。だから確認のためという感じになる。

成人のクリニックでは肺や心臓の状態を把握するために、かなり高頻度で胸部X線を撮影しているはずだ。しかし小児クリニックの場合、子どもへの被曝の危険性も考えるので、X線の撮影頻度はそう高くない。要はなかなか「元が取れない」。

しかしぼくは小児外科医なので、腸閉塞（腸が途中で何らかの理由で閉じてしまう外科疾患）を見逃すことはあってはならない。それに異物（たとえば硬貨）を飲み込んだ患者も受診するはずで、腹部X線撮影も必要になる。胸部・腹部のX線撮影が必要と考えて、ぼくはX線撮影装置と現像機を購入することにした。

超音波検査で分かること

さて、超音波検査装置である。小児クリニックで超音波検査装置を設置している所はなかなかないだろう。ぼくが大学病院で診療をしていたとき、超音波検査は頻繁に行われていた。子どもの腹の中を観察するためにだ。

みなさんは、X線撮影と超音波検査とでは、得られる情報にどういう違いがあるかご存知だろうか。

X線検査は体の中の空気を見る。たとえば、肺は空気で満ちているのでX線を通過する。もし肺炎があれば、X線を通過しない影が出現する。つまり空気と空気以外のコントラストを描出するのが役割だ。

一方、超音波検査は空気に弱い。空気があると超音波が通過しないために像を結ばない。したがって腹の中でも腸の観察には向いていない。超音波でよく見えるのは、空気を含まない「実質臓器」である。つまり、肝臓とか脾臓《ひぞう》とか腎臓とか膵臓《すいぞう》である。大学病院でしょっちゅう超音波検査をしていたのは、こうした臓器の手術の術後の患者が多かったからである。

腸は超音波で映らないと言ったが、例外がある。一つは腸重積、もう一つは腸閉塞である。前者は腸が腸の中に潜り込むので、空気を含まない腸が団子状態になって超音波でよく映る。腸閉塞は、腸が途中で閉じてしまうので、腸の中に腸液がパンパンに溜まる。行き場を失った空気も溜まる。

したがって、腸閉塞の診断にはX線撮影も超音波も有効になる。繰り返すが、ぼくは小児外科医なので、腸閉塞を見逃すことがあってはならないと自分に言い聞かせている。

成人クリニックの方が医療機器が充実

さて、成人のクリニックならばこれらの機器に加えて、内視鏡（胃カメラと大腸鏡）を揃えたり、心電図や呼吸機能検査、さらには骨密度測定装置や動脈硬化症の検査装置を購入したりすることになるかもしれない。コストはかかるが、検査の頻度も高いので十分に「元が取れる」。

小児クリニックと成人内科のクリニックを比べると、明らかに医療機器は成人内科の方が充実している。内科の先生の中には小児科も標榜している人もけっこういる。たとえば、「○○医院　内科・小児科」という感じで。

だが、こうした医師の本分はあくまでも大人の内科である。子どももついでに診ているというところだろう。だから、その医院のホームページを見て、医療機器が充実しているからという理由で子どもを受診させようと考えるのは、ちょっと違うと思う。

一般の人は、「内科・小児科」を標榜していると、その医師を内科医であり、小児科医でもあると思っているようだ。これは完全な誤解。内科医と小児科医の両方を極めた人などこの世にいないはずだ。このことは後でまた詳しく話そう。

本当に腕のいい小児科医は聴診器一本とコミュニケーションの力があれば十分である。ぼくも、X線撮影装置や超音波検査装置に頼る診療はしていない。こうした器械はあくまでも補助手段だ。ここが成人内科と小児科との違いだろう。

電子カルテを使う意味

さて、最後の買い物は電子カルテである。ぼくより若い開業医で紙カルテを使っている医者はまずいないだろう。紙カルテで診療すると、カルテを保管する広大なスペースが必要になる。しかし紙は安い。1枚1円もしない。あとはボールペンがあればOKだ。一方、電子カルテは、うちのような小さなクリニックでも300万円以上もかかる。なぜ、電子カルテが必要になるのだろうか。

まずは、カルテに記載するスピードが全然違う。電子カルテの場合、患者の症状別に「ひな型」を作ってパソコンの中に入れておく。たとえば、「感冒」とか、「嘔吐・下痢」とか、「湿疹」とかである。そしてすべての質問項目と、得られた所見をチェックボックスやプルダウンメニューにしておくのである。つまり文字を書かない。そのためには、ひな型を自分で作成しなければならない。

業者から電子カルテを購入するとデフォルトで、患者の所見を書き込める画面がパソコン内に入っている。だがそういうデフォルトでは、自分の思い通りの診療はできない。要は、電子カルテを「買う」だけではダメで、中身を自分で「作る」のだ。ぼくは開業の前に何か月もかけてひな型を作ることに精力を注いだ。

ひな型を作ることはカルテの記入のスピードを上げることだけに役立つわけではない。たとえば、「不明熱」というひな型を作るとする。不明熱とは、風邪症状がないのに熱だけが何日も続く状態だ。原因は様々でそれを追求していかなくてはならない。

そのひな型には、以下のような項目を作っておく。

・発熱期間（いつから）
・頸部《けいぶ》リンパ節腫脹《しゅちょう》（あり・なし）
・眼球結膜の充血（あり・なし）
・手掌の紅斑と腫脹（あり・なし）
・口唇の紅潮やいちご舌（あり・なし）
・体の発疹（あり・なし）

これらの症状は何を意味するか分かるだろうか。これらの6項目のうち5項目以上が「あり」ならば、その子は川崎病である。川崎病とは現在でも原因は不明で、全身の血管に炎症が起きる病気。心臓の冠動脈に動脈瘤《りゅう》を作ることがあるので、命にかかわる。

4項目でも精密検査が必要である。こうしたひな型を作っておけば、否が応でも全項目を埋めていかなければならないので、川崎病を見逃すことがなくなる。実際ぼくは、開業して17年で川崎病を見逃したケースは一度もない（川崎病を疑って大学病院に患者を送ったけれど、川崎病ではなかったことはある）。

これは一例だが、ひな型にあるチェック項目をしっかり埋めていけば、ついうっかり悪い病気を見逃す可能性が大きく減る。これが電子カルテと紙カルテの大きな違いだ。つまりカルテの果たす役割が根本的に異なっている。こういう部分は患者側からは見えないが、実は医者がどういう電子カルテを作っているかでそのクリニックの医療レベルが決まっていたりする。

「じゃあ、お大事に」「はや！」の意味

診断を付ければ次は処方だ。この業界には約束処方という言葉がある。風邪なら○○という処方をし、喘息のゼーゼーがあれば××という処方をするという決め事だ。これを予《あらかじ》め、子どもの体重を2kgごとに計算して電子カルテの中に入れておく。子どもによっては粉末よりもシロップがいいという患者もいるので、約束処方の数は膨大になる。

ここが成人の医療との違いであり、大人は体格が少々違っても1日に飲む錠剤の数は変わらない。

こんなことを書くと、医療はオーダーメイドではないのかと、読者は白けるかもしれない。いや、それは誤解である。医療で一番大事なのは診断である。診断がつけば治療法はほとんど自動的に決まる。

極論かもしれないが、例えば小児白血病を考えてみよう。白血病の治療は、全国で統一されたプロトコール（治療の手順）に則って行われる。ちょっと試しに抗がん剤Aを足してみようとか、抗がん剤Bは効いていない印象があるから止めてみようなどということは絶対にしてはいけない。

クリニックで喘息の子どもを診ているときも、治療の仕方は基本的に『小児気管支喘息治療・管理ガイドライン』に沿って行われている。こうしたプロトコールやガイドラインというのは、科学的根拠の集大成として完成している。処方に匙《さじ》加減が必要になるのは、患者が定型的な経過を取らないときや、最初から診断が明確でないケースに限られる。

約束処方は電子カルテに入れておけば、ワンクリックで処方が終了する。要するに診療が早く終わる。早く終われば患者家族の待ち時間が減る。待ち時間が減れば、家族の負担も減るし、待合室で病気が他の子どもに移る可能性も下がる。ちなみに、うちのクリニックでこれまでに待合室でインフルエンザや新型コロナが広がった例は1件もない。

ぼくの診察室でこういう光景がよくある。子どもの風邪の診察が終わって、ぼくが「じゃあ、お大事に」と声をかけると、子どもが「はや！」と声を上げるのだ。そう、早いのである。世の中には「3分診療」なんて悪口があるけれど、早く、的確に診断して、処方できるのはいい医者である。なお念のために言っておくと、患者家族から深刻な育児相談やセカンドオピニオン的な相談があるときは、診察時間が30分以上になることもある。

電子カルテの未来

さて、電子カルテは買うものであり、自分で作るものであるということがお分かりいただけたであろう。電子カルテの作り込みが、クリニックの屋台骨を作る。ぼくは、大手コンピューターメーカーFの代理店の会社の電子カルテを使っている。自分専用の電子カルテを作るという作業は、ぼくとカルテ会社の共同作業である。

その点、ぼくの選んだ会社は、ぼくの期待に確実に応えてくれている。それくらい電子カルテは今の時代のクリニックに重要である。苦労してカスタマイズするだけの見返りはあると言えるだろう。

紙のカルテから電子カルテに時代は大きく変わった。現在は、データをクラウド上に保管するクラウド型電子カルテも登場してきた。クラウドを利用すれば、サーバーが不要なので、コストを抑えて電子カルテを導入することができる。

ただし現時点では、クラウド型電子カルテは、自分の思う通りに中身をカスタマイズすることはできないらしい。しかし、いずれクラウド型が主流になる時代が来るだろう。カルテの変化に医者はついていかなければならない。将来は、患者の診療録をサマリー（要約）の形でデジタル形式によって患者に渡すことができるかもしれない。新しい形のカルテは、きっと患者家族にも恩恵をもたらすとぼくは期待している。

5 開業医にとって最大のストレスは?

大病院のベッドが満床という恐怖

開業医にとっての最大のストレスは労務管理だという記事を読んだことがある。幸いうちのクリニックは、2章で書いたようにいいスタッフに恵まれて、労務管理で悩まされたことはほとんどない。では、何が最大のストレスだろうか。

2020年にパンデミックとなった新型コロナウイルス感染症によって、開業医は激しく翻弄された。2020年には診療控えと、感染予防の徹底で感染症が激減し、クリニックへの来院患者数は大きく落ち込んだ。2021年になってやや持ち直し、2022年にはコロナ前に戻った感じだ。

戻った理由は、新型コロナ以外にも多種の感染症が子どもの間で大流行したからだ。

世間ではコロナ慣れが起こり、コロナ以外の感染症に対する予防が緩んだのだろう。2023年にはその傾向がさらに顕著になり、いろいろな感染症が大きく広がった。インフルエンザは年間を通じて患者が発生するなど、かつてない事態になった。

また新型コロナも第6波、第7波、第8波と押し寄せ、爆発的に患者が増加し、大病院のベッドは感染症の患者で埋まってしまった。こういう状況でも、クリニックには入院が必要な患者はやってくる。

転院先が見つからない

コロナ6波の頃、うちのクリニックを受診した1歳の患者は、明らかに川崎病だった。入院が必要である。ただしどこでもいい訳ではない。川崎病が怖いのは、前述したように心臓の冠動脈に動脈瘤を形成するからだ。したがって循環器専門の小児科医がいる病院でないと入院治療は無理である。

ぼくはまず、母校の千葉大学病院の小児科に電話を入れた。「申し訳ないけど、満床で患者は取れない」という。次に千葉市立海浜病院に電話した。ここも満床で入院は無理。次の一手は千葉県こども病院。この病院は、いわゆる完全看護といって、母親が子どもに付き添って病院に泊まることができない。母親はそれでもいいというので、電話を入れた。ここも満床。これらの三つの病院はうちのクリニックから車で40分以内で行ける距離だ。

これ以外の病院というのは思いつかない。待てよ、千葉市の隣、八千代市に東京女子医大八千代医療センターがある。この病院には開院以来、一度も患者を紹介したことがない。スタッフが優秀なのは知っていたが、あまりにも遠いからである。高速道路と国道を使っても混雑時は車で1時間はかかるかもしれない。

しかしそんなことは言っていられない。母親に許可を得て、電話を入れる。向こうの小児科の先生が怪訝《けげん》そうな声を出す。

「松永クリニック？　どこにあるクリニックですか？　え、千葉市若葉区？　千葉市内の病院はすべて満床ですか？」

「そうなんです、何とかなりませんか？」

「申し訳ありません、うちも満床です」

これは困った。この患者さんをどこに紹介すればいいのだろう。電子カルテを見ると、待ち患者の人数がどんどん積み重なっている。

千葉市の南、市原市には帝京大学ちば総合医療センターがある。以前に何度か肺炎の患者の入院をお願いしたことがあるが、川崎病の患者を送った経験はない。この病院には小児循環器科専門医はいただろうか。診察室に置いてある iPad でホームページを検索する。ええと、循環器の先生は……。

そのとき、受付のスタッフが電話の子機を持ってきた。海浜病院からだという。

「さっきの川崎病のことですが、受け入れ先は見つかりましたか?」

「いえ、それがどこも満床で……」

「うちでどうにかなりそうです。ベッドを確保しました。送ってください」

助かった!

その子は、海浜病院に入院して、その後治療は順調に経過し、心臓に後遺症を残すことなく退院した。

頼みは母校の千葉大病院

受け入れベッドが満床と言われれば、それはもう仕方ない。非常にストレスであるが、懸命に空きベッドがある病院を探すまでである。しかし本当にストレスなのは、相手の病院が頑なに患者を受け入れようとしないときである。

ぼくは愛校心がとても強く、千葉大学医学部の同窓会報を読むのをいつも楽しみにしている。同窓会に寄付をしたこともあるし、母校に誇りと信頼感を抱いている。最近、母校には大型の予算が国から付いているようで、立派な外来診療棟・中央診療棟（救急病棟）・医学系総合研究棟が相次いで建設された。この三つの建物が並んでいる風景は実に壮観である。外来診療棟は、テレビドラマ『ドクターX』の撮影に使われたことがネット上を賑わせていたようだ。

2022年の夏、新型コロナ第7波で医療機関はどこも患者で一杯だった。うちのクリニックも激しく混雑した。そんなある土曜日。朝からクリニックの玄関前には行列ができていた。診療を開始すると、電子カルテのモニター上に待ち患者の数がどんどん積み上がっていく。患者家族とゆっくり話をする余裕はなく、テキパキと診療を進めていった。

足の指をザックリ切った子

クリニックで何か難しい患者を診れば、頼るのは母校である。ところが実際は……まったく頼りにならないこともある。

その混雑の中、10歳の男の子が転倒して足の指を切ったといって、両親と共に来院した。看護師が、順番を飛ばして早く診た方がいいとぼくに言ってくる。見ると、足の指が3本ザックリと切れている。これは相当深い。指の腱が切れている可能性が高い。指が動くかチェックしようとしたが、男の子はちょっとパニックになっていて暴れて診察させてくれない。いずれにしても、小児外科医であるぼくにこの傷の治療は無理だ。専門は整形外科である。

ぼくはまず、小児を専門に診療している整形外科のクリニックに電話を入れて事情を話した。千葉市で、いや、千葉県でナンバーワンの小児整形外科クリニックだ。向こうのドクターは「うーん」と唸って、「それはクリニックではなく、大きい病院で処置した方がいいですよ」と断られた。

それはそうかもしれない。大きな病院というと……千葉県こども病院は、土曜日は休みで整形外科医は不在。そもそもこの病院は、土日や夜間に患者を受け入れようとしない。では、頼りの母校、千葉大病院の整形外科はどうか。さっそく電話をする。

しばらく待たされて整形外科の当直医が電話に出た。ぼくが患者の状態を話すと、当直医はこう言う。

「まず、救急二次病院へ患者を送ってください。そこの外科医が必要と判断したら、こちらで診ます」

救急二次病院とは、かかりつけ医などの一次医療機関が紹介する先の病院である。ぼくだって外科医である。なぜ救急二次病院の外科医の判断じゃないとダメなのか。電話を切って考えた。いや、待てよ。土曜日の昼間に救急二次に指定されている病院なんてあったっけ？　それにあるとしたら、今日はどこの病院が救急二次を引き受けているのか？

ぼくは診療を中止して院長室に駆け込んだ。書類の山をガサゴソと探すと、救急病院の当番表を見つけた。やはり救急二次は夜間だけだ。土曜日の昼にそんな病院はない。でも大学病院の先生がいいかげんなことを言うはずがない。ぼくの知識不足かもしれない。

診察室に戻ってぼくは119番した。すぐに電話の向こうから声がする。

「火事ですか？　救急ですか？」

「あ、ちょっと違うんです。私は千葉県千葉市若葉区の医師です。千葉市の二次救急病院の名前を教えてほしいんです」

「それなら、若葉消防署に聞いてください。電話番号を伝えますね」

ぼくは電話番号をメモして、次は若葉消防署に電話をかける。事情を話して今日の救急二次病院の名前を尋ねると、「土曜日の日中にそういう病院はありません」との返事。

千葉大の整形外科医は何を言っているんだ！　そのとき、看護師が「先生、待っている患者さんが20人を超えました」と言ってくる。まずい。なんとかしないと。

もう一度大学病院に電話をして整形外科の当直医を呼び出す。

「この時間帯に救急二次病院なんてありませんから、大学病院で診てください！」

「……では、足の外科専門医を探し出しますので、電話を折り返します」

ぼくは電話を切ると、猛スピードで診察に集中した。これ以上混むと、クリニック周囲に違法駐車する人が出てくる可能性がある。そうなると、近隣からクレームが来るし、交番から警察官がやってくるかもしれない。そうなるとさらに診療が遅れる。

何様だ！　大学病院

40分くらい経って、ようやく大学病院から電話がかかってきた。だが、なぜか保留音が延々と流れ、5分以上も待たされる。そしてようやく当直医の声。

「足の外科医を探したんですが、連絡が取れません。あなたのクリニックの近くに○○総合病院という民間の病院がありますね。そこに患者を送ってください。そこの医師が無理と言うなら、うちで診ます」

はあ～～？

なぜ、大学病院で診られなくて、民間病院で診られるのか？　大きな怪我は処置も重要だが、小児の場合は麻酔も重要になる。その民間の病院の麻酔体制はどうなっているのだろう？　理屈が分からないが、ともかく民間の総合病院の整形外科に電話する。整形外科医は処置中で電話が繋がらない状態である。交換手が「どうしますか？」と聞くので、「待ちます」とぼくは返事。10分してやっと整形外科医が出た。傷の様子を説明すると質問が飛んできた。

「骨折はどうですか？　腱は切れてそうですか？」

「私は小児外科医なので、分かりません。でも、相当深いので腱が切れている可能性が高いと思います」

「分かりました。うちで処置してみます。患者を送ってください」

これでようやく転送先が決まった。トータルで1時間かかったことになる。患者は25人待ちの状態になっている。

ぼくは処置室に向かい、まず両親に頭を下げた。

「診てくれる病院が見つかりました。まずそこに行ってください。そこで治療ができなければ大学病院が診ると約束してくれました。外科医としてお役に立てず申し訳ありません」

両親はイヤな顔一つしないで「分かりました。受診してみます」と言ってくれた。しかし大学病院の医師はなぜ患者を診ないのか。まず診て、足の外科医の処置が必要と判断したら、そこで足の外科医を呼び出せばいいじゃないか。地元の民間の総合病院の整形外科には足の外科医なんていない。それでもこうやって患者を引き受けてくれる。大学は立派な建物がズラリと立ち並んでいても、医者が患者を診ないのであれば単なるハリボテじゃないか。この一件には心底ぼくはがっかりした。何て頼り甲斐がないんだ。

後日、地元総合病院の整形外科から返信がきた。やはり腱が切れていて縫い合わせたらしい。麻酔はどうしたのだろう。あの子、パニックになって暴れていたからな。

働き方改革だか何だか知らないけれど、国家公務員なんだから、大学の医者はもっと働くべきじゃないだろうか。ぼくが大学病院に在籍していたときは、開業医から依頼された患者を断ったことは一度もない。

この一日、ぼくは疲労困憊《こんぱい》だった。還暦の身にはこたえる。開業医にとっての最大のストレスは、ぼくからすると重症患者を受け入れてもらえないことである。

第二部

医者と患者
この難しい距離感！

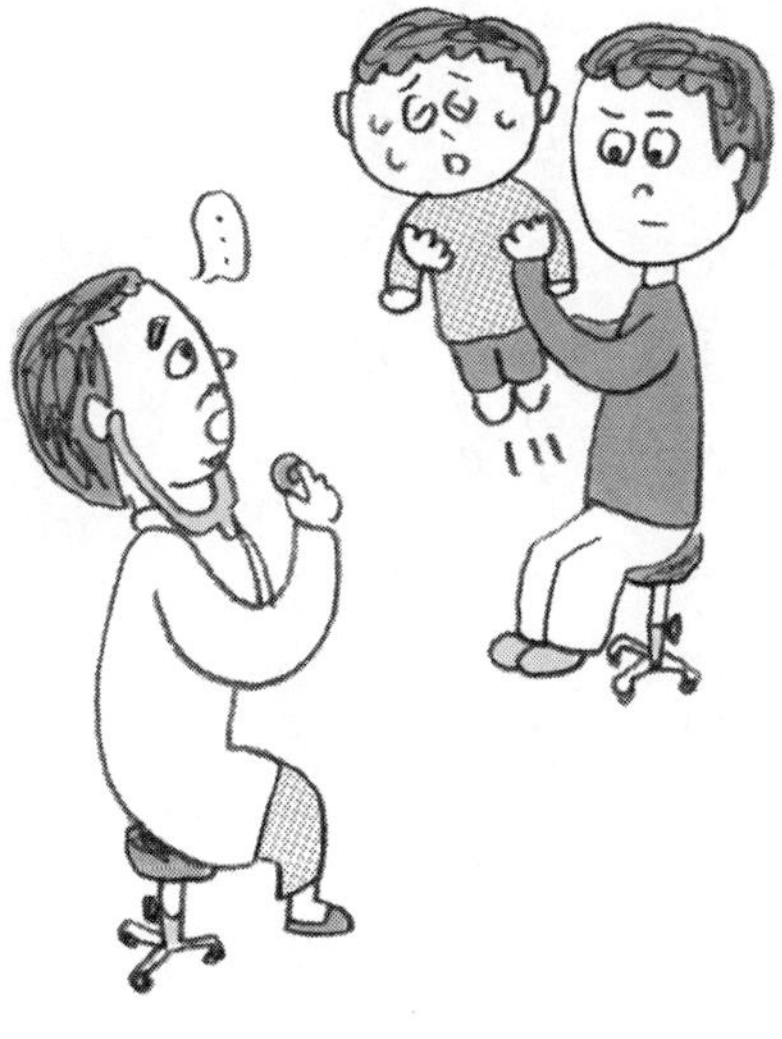

6　ほほえましい、パパたちの大ボケ育児奮闘記

ニコニコしない医者

今はもう閉鎖されてしまったが、数年前までベネッセが運営する小児医療情報サイトがあった。日本中の小児クリニックが検索できて、患者家族の口コミが並んでいた。ぼくは、そういうのをまじめに見ないタチだが、あるとき何の気なしに眺めていた。すると、うちのクリニックへの書き込みとして「院長先生はあまりニコニコしていませんが……」という文章があった。

それを読んでちょっと驚くやら、呆れるやらしてしまった。ぼくは36年医者をやっているが、患者家族にニコニコしたことは一度もない。だって医者だから。ニコニコする必要を感じたことは一度もない。ハンバーガーショップではないので、スマイルで患者

を増やそうなんて考えたこともない。

かと言って、人に対して礼を失するほど無愛想でもないと思っている。特定の業種を上げるのは誤解を招きかねないが、たとえば、町の中華料理屋などで客（＝ぼくのこと）の注文に対して生返事の店もある。ぼくのコミュニケーションはそこまでひどくない。

診察室に患者家族が入ってくると、午前中ならば「おはようございます」と声をかける。午後であれば「こんにちは」と必ず挨拶をする。そして「さあ、どうぞ」と椅子に座るように招き入れる。ただし、ニコニコはしていないが。

こういう挨拶は人間関係の常識という面もあるが、これから問診を行うにあたっての会話の導火線のような役割を果たしている。診察の基本は、問診・視診・聴診・触診・打診であるが、最も重要なのは問診である。それはそうであろう。患者の訴えがなければ診察は始まらない。

まるで、「ラーメン、ギョーザ、以上」みたいな会話

開業医の診察は3分診療だと揶揄されたりするが、それは慢性疾患の患者が安定した状態に入っているときだけであって、初診の患者が何か困ったことがあってクリニックにやってくれれば、医者としてはできるだけ話を聞きたい。

だから、予診表に「鼻水・咳の感冒症状がある」に○が付いていても、ぼくは必ず「今日はどうしましたか?」と声かけする。こういう質問の仕方をオープンクエスチョンという。一方、クローズドクエスチョンとは「熱はありますか?」「咳はありますか?」という形のことを指し、こうした質問に対する答えとしては「はい」「いいえ」になってしまう。したがって医療の世界ではクローズドクエスチョンで患者に質問はしないというルールになっている。

ところが、である。ぼくが「今日はどうしましたか?」とオープンクエスチョンで尋ねても、「鼻水と……咳と……」と返事されることがあり、非常にがっかりする。これでは「ラーメンと……ギョーザと……以上で」と同じである。ぼくとしては、いつから、どういう症状があり、それによってどのくらい困っているのかを知りたい。

患者家族としてはクリニックが混雑しているのが分かっているので、つい、簡潔に言わなければいけないと思っているのかもしれない。だがそれは誤解である。医者だってちゃんとコミュニケーションを取りたい。困っている人がいれば助けたいのだから、どう困っているのかぜひ伝えてほしい。医者がせかせかと忙しそうにしていることにも責任があるのかもしれないが。

ただ、オープンクエスチョンに答えるのはあんがい難しいという意見を聞いたこともある。ある出版社の女性編集者とこの問題について話していたら、「今日はどうしましたか？」とオープンで聞かれると、何をどこまで深く話していいか、一瞬フリーズしてしまうのだそうだ。そう、それは確かにありうる話だろう。

では、あらかじめ伝えたいことをまとめておいたらどうだろうか。ぼく自身もときどき病院やクリニックを受診する。そのときは、やはり伝えたいことを事前に整理する。場合によっては書き出す。そんなオーバーな……と思う読者もいるかもしれないが、クリニックで診る病気は軽症だけとは限らない。もっとお互いコミュニケーションを密にしてもいいのではないだろうか。

パパとママでコミュニケーションに差

コミュニケーション力ということで言うと、一般的に女性は男性よりはるかに上手な人が多い。挨拶もちゃんと返してくれるし、言葉のキャッチボールもうまい。診察の要点をちゃんと復唱して確認してくれたりする。

概して女性の方が声が高く、男性の方が声が低い。この当たり前の事実は実はコミュニケーション力に深く関係している。これは開業医になるまで気がつかなかった。高い声はよく通る。子どもがギャン泣きしていても、会話が成り立つ。しかし男性の声は聞き取れない。

その一方で、待合室から診察室まで母親の声が聞こえてくることはまずない。ところが父親の野太い声は診察室まで響いてくる。太い声が耳に入ると、ついこちらとしては緊張する。おそらく太古の時代から、男は闘争で生きてきて、女はコミュニケーションで生き延びてきたからではないか、などと思ってしまう。

最近は父親もかなり育児に参加しているようで、ぼくが開業した17年前と比べて、子どもを連れてくる父親がずいぶんと増えた。特に土曜日は会社が休みのせいと思われるが、若い父親がよくやってくる。

お父さんががんばって赤ちゃんを抱っこしたり、抑えたりする姿を見ると、こちらとしても応援したくなるが、いかんせん普段、子育てにかかわっていない男親の抱っこは下手である。赤ちゃんをうまく抑えることができず、父親の膝の上からずり落ちそうになったりする。おそらく、赤ちゃんを強く抱えることが怖いのであろう。あるいは緊張しているのかもしれない。

つい緊張するお父さん

こんなこともあった。

お父さんが3歳の子を連れてきた。お子さんは、昨日からお腹が痛いのだそうだ。子どもの腹痛は胃腸炎か便秘でほとんど説明がつくが、中には怖い病気も隠れている。だからしっかり診る必要がある。

「じゃあ、お父さん。靴脱いで診察台に横になって。お腹を診ますね」

「はい、分かりました」

お父さんは子どもを自分の膝から降ろし、何やらゴソゴソやっている。見ると、お父さんが診察台に上ろうとしている。

「ちょ、ちょっと！　何をしているんですか？　診るのはお子さんのお腹ですよ」

これって、やはり緊張のせいなのかも。

さらにこんなことがあった。

お父さんが1歳の子を連れてきた。数日前から咳が始まり、だんだんひどくなってきて、夜も起きてしまうそうだ。お父さんの膝の上に座ったお子さんは、ゴホゴホと痰《たん》絡みの咳をしている。こういうときは、風邪で収まっているか、気管支炎にまで広がっているのかを知るのが重要。したがってぼくはさっそく聴診器を耳に装着して声をかけた。

「では、胸の音を聴きますからね」

子どもの衣服をめくってもらうように、ぼくは手のひらを上に向けて、下から上へ持ち上げて言った。

「むね、あけてください」

「はい、分かりました」

お父さんは、お子さんの両脇に手を差し込むと、子どもをリフトアップした。

「うえ、あげて、どうするんですか！　胸を開けてください」

いやあ、これも緊張していたんだろう。実に愛すべき父親の姿である。でも、ぼくも人のことは言えない。

研修医だった頃、病棟で患者の呼吸が止まりそうになった。指導医がぼくに向かって「酸素バッグ、持ってこい！」と叫んだ。ぼくは処置室の棚から「アンビュー」と呼ばれる酸素を肺に送り込む楕円球の形をしたバッグを手にした。病室に駆け込むと、先輩の先生が怖い顔で大声を出す。

「早くしろ、バッグ、バッグ！」

「はい！」

ぼくはピタリと足を止めて、一歩二歩と後ろへ後ずさった。

「ばか！　バックじゃねえよ、バッグだよ！」

人は緊張するとこんなものである。

男はときどき何かを「しでかす」ことがあったりして、ちょっとコミュニケーションの力が弱かったりするが、これからはますます男も育児の時代である。どんどんお子さんを連れてクリニックに来てほしい。２０１９年にはお父さんとラグビーワールドカップの話で盛り上がったこともあった。こういう話題になると、男親との方が話が弾んだりする。

うちにもまだ大学生の子がいて、まだまだぼくのサポートを必要としている。ぼくの子育てはまだ完了していない。世のお父さんたち、お互いにがんばろうではないか。もっともっと会話をしよう。それがぼくから患者家族へのメッセージである。

7 クレームで心が折れるとき

「なぜ見逃したんですか?」

一般的にハードなクレームは病院に多く、クリニックではクレームは少ないとされている。だが、ちょっとした「文句」みたいなものは、クリニックでも時々患者家族からもらう。文句を言うのも患者の権利だと思うが、そういった文句で医師と患者の人間関係が悪くなるなら、損をするのは患者の側である。

なぜ患者家族は医師にクレームを付けるのだろうか。その理由の一つは、医学知識の不足である。自分で勝手に「この病気はこういうものだ」と決めつけて、その決めつけから外れると腹を立ててしまうのだろう。

10年くらい前の話だが、診療中に受付スタッフから電話機の子機を渡されたことがある。「患者さんからの電話です。なぜ肺炎を見逃したのか、説明してほしいと言っています」とのことだった。

こっちは診療中である。待っている患者がたくさんいる。疑問があれば、他に方法があるのではないだろうか。やむを得ず、診察の切れ目に電話に出た。受話器から母親の硬い声が聞こえてくる。

ただ1回の診療じゃ分かりません！

「〇〇の保護者です。なぜ肺炎を見逃したのですか？　あの後、咳が治らないので、ほかの病院に行ってレントゲンを撮ったら、肺炎って言われたんです。マイコプラズマ肺炎の診断でした。なぜ分からなかったんですか？」

〇〇と言われても、すぐにピンとは来ない。電子カルテを操作してその患者さんの診療録を開いた。確かに受診している。ただし後にも先にも1回のみである。うちに1回だけ来た患者だった。37℃台の発熱と咳がある10歳の女の子だった。

「なぜレントゲンを撮ってくれなかったんですか？」

「……理由もなくX線は撮れませんよ。被曝しますからね。咳を理由にクリニックを受診する子は毎日何十人もいます。肺炎を疑って初めてX線を撮るんです」

「じゃあ、何でマイコプラズマって分からなかったんですか?」

「……マイコプラズマ肺炎って、通常の細菌性肺炎とは異なるんですよ。お子さん、入院していますか?」

「いいえ、それは」

「具合悪くて、呼吸が苦しそうですか?」

「いいえ、そんなことは」

「クラリスっていう抗生剤の飲み薬をもらったんじゃないですか? それで快方に向かっているんじゃないですか?」

「それはそうですが、でも残念です」

そこで電話は切れた。ぼくは心臓にグサリと一刺しされたように胸が痛くなった。

4日しか薬を出さない理由

マイコプラズマ肺炎というのは、医師の間でも正しく理解されていない病気である。ましてや一般の人にはなかなか理解は困難であろう。ぼくは2016年に『子どもの危で「マイコプラズマ肺炎がわかる本』（講談社）という一般向け医学書を上梓したが、その中でマイコプラズマ肺炎について5ページにわたって図を添えて解説している。5ページも要したのは、それくらいこの病気の理解が難しいからである。

ここでその5ページの内容を書く余裕はないが、簡単にマイコプラズマ肺炎の特徴を挙げると「乾いた咳が・しつこく続き・熱がなかなか下がらず・しかし当人は元気で・呼吸困難はなく・聴診しても雑音が聞こえない」ということにある。

したがってクリニックを1回受診しただけでマイコプラズマ肺炎を診断するのは不可能である。「乾いた咳がしつこく続く」から疑う病気なのだから、繰り返し診察しないと分かりようがない。なお、念のために言っておくが、マイコプラズマに感染し、かつ、まだ肺炎になっていない段階で、抗生剤を使っても効果はない。肺炎になって初めて治療が始まる病気なのである。

ぼくは感冒症状の患者に咳止めや気道粘液調整剤を4〜5日しか処方しない。これは患者家族からちょっと評判が悪いのだが、それは1週間も10日間も同じ薬を飲み続けると、再診の機会を逃し、その間に悪化して重い病気を見逃す危険があるからだ。

だからこの患者も4日分しか薬を出していなかった。咳が治らなければまた再診してほしいから4日間処方なのである。それにも拘わらず他の病院を受診してX線撮影をされてしまえば、ぼくの立場がない。そして親からすれば、肺炎の見逃しに見えてしまうかもしれない。

だが、マイコプラズマ肺炎は、通常の細菌性肺炎とは異なり、抗生剤を内服すれば外来治療で原則的に治る。肺炎という名前からイメージする恐ろしい病気ではない。アメリカではマイコプラズマ肺炎に対して「歩く肺炎」というニックネームが付けられている。患者が元気にスタスタ歩いているからだ。

この患者家族はこれっきり、うちのクリニックを受診していない。クレームの電話を入れた以上、来ることはできないのだろう。だけどもし、この患者がこの先に外科的な病気になったり、怪我などを負ったらどうするのだろうか。小児外科の開業医なんてめったにいない。行き場がなくなってしまうではないか。逆に心配になってくるのだが……。

「薬に頼るんですか⁉」

最近では便秘に関して親から文句を言われた。便秘の子どもは実に多い。3歳未満の子が慢性便秘の状態になると、排便の自立が遅れるので非常に厄介である。大人は便秘を自覚すると自分でドラッグストアへ行って薬を購入し何とか解決するが、子どもの便秘はどこまでも悪くなる。

便が溜まりすぎて大腸が伸び切り、その結果腸の動きを完全に失って回復不可能になることすらある。千葉県こども病院の小児外科では、こうした子どもの大腸を切除する手術を行ったこともある。便秘を甘く見てはいけない。

2歳の男の子を連れて母親が受診した。「どうしましたか?」と尋ねると「うちの子、便秘なんです」と言う。

こういうときぼくは、その便秘がいつから始まっているか、つまり慢性的に経過しているかを確認する。そしてその便秘によってお腹が痛いとか排便時に肛門痛があるとか、日常生活に悪影響がでているかを尋ねる。母親の答えはいずれも「はい、そうです」だった。

診察台に横になってもらい、お腹を触診した後で、ぼくは母親になぜ便秘を治療しないといけないかを説明し始めた。ポイントは2点である。

・直腸に便がたまる→水分が吸収されて便が硬くなる→排便時に肛門が痛くなる→便をがまんするようになる→さらに直腸に便がたまる
・直腸に便がたまる→直腸が伸びる→腸の感覚が鈍る→便意を感じなくなる→さらに直腸に便がたまる

つまり悪循環の二重苦である。この悪循環を断ち切るには、いかなる手段を使ってもいいから便を出すことだ。常に直腸を空にしておけば、便が出やすくなる。

こうした説明をしながら、ぼくは母親に薬を飲むことを提案した。

「便秘というのは病気ではなく体質みたいなものです。人間の体質を変えるって大変なんです。時間もかかります。だけど下剤を毎日飲んで、毎日うんちが出るようになると、うんちが出ることが新しい体質になっていくんです」

そこまで話すと母親は憮然とした表情になった。

「薬に頼るんですか!?」

「……薬を利用するんです」

「食べ物とか、ほかに方法はないんですか？」

「食事で解決できれば、そういう方法を提案しますよ。だけどそれはうまくいきません。医学的データもあります」

「もう、いいです」

「……では、下剤はやめて、整腸剤を飲んで少し様子をみますか」

結局この家族は、それきりクリニックに来ていない。あの子の便秘はどうなってしまったのだろうか。

医者は医療のプロなのだから、一般の人とは圧倒的に医学知識の差がある。そのギャップを埋めるのが、医師による説明である。ぼくなりに時間をかけて説明しているのだから、少しは信じてみようと思ってもらいたいという気持ちがある。いろいろな医者がいるのは事実だが、ぼくは金儲けのために医療をやっているのではない。少しでも人の役に立ちたくて開業医を続けているのだ。クレームは本当に傷つくし、根本から人間関係を壊してしまうので、医療が壊れる。

開業以来、ぼくは延べ25万人以上の子どもを診ている。大学病院時代を含めれば、ちょっと数え切れないくらいの患者数だ。その経験に基づいて便秘の治療を提案しているということを分かってもらいたいというのが本音だ。

医療に対する疑心暗鬼

なぜ、ぼくの言葉がすっと患者家族の胸の中に入っていかないのだろう。ぼくは以前に、医師と患者の関係について週刊現代の元編集長と話をしたことがあった。週刊現代ではよく医療特集を組む。元編集長は、一般の人たちの間には医療に対する疑心暗鬼があるという。

真意を計りかねて「それってどういうことですか?」と尋ねたら、「医者って本当のことを伝えているのか、患者には常に漠然とした疑問があるんです」と返された。

なるほど、そういうことか。ぼくが研修医だった36年前は、がんの患者に告知をすることはなかった。つまり当時医師は患者に対して平然と嘘をついていた。これは患者家族側のニーズでもあり日本の文化にも関係しているが、医療倫理という観点から考えればやはり日本の医療の暗い歴史と言わざるを得ないだろう。

また亡くなった近藤誠先生をはじめ、現代医療を厳しく批判する医療者もいる。こういう先生たちが書いた本はたちまちベストセラーになったりする。週刊誌も医療特集をよく組み、「本当はあぶない○○」とか「実は○○が驚くほど効く」とか、常識をひっくり返すような医療情報を流したりする。

そういうバックグラウンドがあって、患者の心の奥には医療に対する不信感のようなものが横たわっているのかもしれない。そうだとすると、患者家族のクレームというのはけっこう根深い部分から出てきている可能性がある。医者と患者の関係をよくしていくのは、医師の責任だとぼくは思っている。それには、医師が患者に誠実に接し、科学的な医療を行うことに尽きるだろう。ボールは医師の側にあるかもしれないが、患者家族も医師の説明に説得力があるかどうかよく吟味してほしい。それが自分たちの利益になるはずだ。

8　危険なドクターショッピング

はっきり言って、なかなか傲慢な「お医者様」

ドクターショッピングという言葉は一般的には、節操のない患者の態度を指して使われる。日本は国民皆保険制度であり、医療機関に対してフリーアクセスが保証されている。Aクリニックが気に入らなければ、Bクリニックへ行けばいいわけだ。イギリスなどはかかりつけ医がしっかりと決まっていて、患者はホームドクターを自由に代えたりすることはできない。だがどちらがいいのだろうか。

医者には「腕」も大事だが、患者を尊重する「誠実な態度」も必要であろう。年齢的に、ぼくより上の世代は「お医者様」の人たちである。一方、ぼくより下の世代は「患者様」の医師たちである。はっきり言って、「お医者様」の傲慢さはなかなかのものである。したがって、そういった医師が淘汰されるように、フリーアクセスで患者が医師を自由に選べる方がいいかもしれない。

ぼくが開業して1年目に、「私、ドクターショッピングしているんです」という母親に会って、さすがに驚いたことがある。確かに子どもが風邪を引くたびに医者を変えていけば、自分（あるいは子ども）に最も合う医者を見つけられるかもしれない。信頼できるかかりつけ医を見つけるまでは、医師に直当《じか》たりしてみるのは悪くない。そういう意味ではドクターショッピングも患者の知恵の一つだろう。

薬って怖いんです！

しかし、である。いったん、かかりつけ医を定めたら、その医師を信頼してほしいと思う。成人の内科と、小児科の最大の違いはどこにあるとみなさんは考えるだろうか。

大人の場合、高血圧や糖尿病などの持病があって、かかりつけの内科を選ぶ。そして時に風邪を引けば、かかりつけに行く。でも、目や鼻に異常があれば、眼科や耳鼻咽喉科に行くだろう。腰が痛ければ整形外科に行くはずだ。ところが小児の場合はそうではない。まず取り敢えず、かかりつけの小児科医を訪ねる。これで問題ない。

もちろん、小児科医は目や鼻に関して眼科医や耳鼻科医に知識と経験において到底敵わない。湿疹の治療に関して言えば、小児科と皮膚科のどちらがうまいのか、一概には言えない。だけど、眼科医・耳鼻科医・皮膚科医が診ているのは、患者の目・鼻・皮膚であって、子どもという発展途上の人間ではない。

成人と子どもの最大の違いは、大人は成長が終了しているが、子どもはこれから発達・発育していくことである。こういう当たり前のことを、成人を中心に診療している眼科医・耳鼻科医・皮膚科医はあんがい分かっていなかったりする。

小児も併せて診察する内科医も同じである。たとえば、子どもが風邪で受診すると、解熱剤（アセトアミノフェン）を1日3回数日間飲ませるように指導することがある。こういった処方は小児医療ではあり得ない。子どもは熱に強いし、熱を下げたところで病気は治らない。子どもに対しては、高熱（38・5℃以上）になって、なおかつ、機嫌が悪いとか、ぐずるとか、眠れないときなどに限って解熱剤を使用する。

大人の患者は、薬をたくさん出してもらうとそれだけで治ったような気分になり、医者に感謝したりするが、子どもは薬をたくさん出されても迷惑でしかない。そもそもクスリはリスクで、むやみやたらに飲むものではない。どんなに安全とされる薬でも副作用ゼロのものはない。ぼくはかつて、通常の風邪薬を飲んで失明した人に会ったことがある。これは極端な例ではあるが、薬が体に及ぼす影響の大きさを端的に示してはいる。

小児科医は自分の行った治療がその子の人生にどういう影響を与えていくのかを常に考えているので、子どもに何か問題が起きたときは、まずかかりつけの小児科医に相談するのがいいだろう。

漫然と患者を抱え込むのはダメな医者

幸いというのか、ぼくの場合はルーツが小児外科医なので、外科的治療を要する子どもの病気についてはほとんど分かる。骨折は整形外科医で、水頭症は脳外科医、口唇口蓋裂は形成外科医で、扁桃腺摘出は耳鼻科医が専門である。そして小児外科医は胸の中とお腹の中が専門。しかし、骨折・水頭症・口唇口蓋裂・扁桃腺摘出も、同じ病院の外科仲間が手術しているのを見ているので、概要は分かっている。

そういった患者がうちを受診した場合には、もちろん専門の先生に任せるが、患者家族にアドバイスすることは可能である。そういう意味で、対応できる範囲は非常に広い。要するに、子どもに関して何でも屋さんである。それを患者家族はフルに活用してほしい。

一方で小児科開業医が気をつけなければならないのは、患者離れである。間口を広く、目の病気、鼻の病気、皮膚の病気をまずは診ていい。だが、自分の知識と治療の力の限界をしっかりと自覚しておかないといけない。

自分の限界を超えていると判断したら速やかに専門の先生に紹介するべきである。それも「この先生なら、この病気を正しく診断・治療してくれる」ということが分かっていないといけない。つまり、「どこへ行けば解決できるのか」ということを小児科は知っている必要がある。漫然と患者を抱えている医師は、いい医師とは言えない。

みなさんは、「ものもらい」という目の病気を知っているだろう。これは正確には麦《ばく》粒腫《りゅうしゅ》という。感染によって起こったものだ。ところがこれにそっくりな病気がある。霰粒腫《さんりゅうしゅ》という病気である。こっちは感染ではない。専門用語を使うと炎症性の肉芽腫《にくげしゅ》ということになる。感染ではないので、抗生剤の点眼では治らない。両者の区別を小児科医がつけることはほぼ無理なので、こういうときは速やかに眼科に紹介状を書く。これが大事である。

診断がつくまで3か月かかった子どもの場合

ぼくは17年開業医をやっている中で、4人の小児がんの患者の診断を付けた。このうち2人は白血病だったが、初回の診察で悪性疾患と分かり、その場で大学病院に電話をして即入院となった。だが、こういうケースは大変稀である。小児がんは診断が非常に難しい。

子どもが命を失う最も多い原因を知っているだろうか。それは事故である。では病気の中で一番多いのは？　それは小児がんである。子どものがんも大人と同じくさまざまな種類があるが、代表的なのは白血病と神経芽腫《がしゅ》であろう。神経芽腫とは胸やお腹の中の神経節という背骨付近の神経細胞から発がんする小児悪性腫瘍である。

この二つは発症の仕方がとても似ている。白血病は骨髄の病気で、骨に浸潤するので、脚が痛くなり歩けなくなる。神経芽腫も骨に転移をするので、同様に歩けなくなる。では、脚が痛ければ小児がんかと言うとそれも違う。実は化膿性関節炎という整形外科の病気かもしれない。あるいは、若年性特発性関節炎という関節リウマチ（自己免疫疾患）かもしれない。これは小児科の病気だ。こうした疾患は全部熱が出るので、区別がつきにくい。いや、区別がつきにくいと言うより、こうした難病の可能性を指摘されないまま、時間だけが過ぎていくことがある。

ぼくが研修医になって初めて診た神経芽腫の子どもは、診断がつくまでに3か月かかった。あまりにも経過が強烈だったので、今でもよく覚えている。原因不明の発熱が続き、小児科クリニックや総合病院の小児科を3か所も回った。そのたびに様子を見ましょうと言われた。

そのうち脚を痛がり始めて、整形外科を受診したものの、X線撮影をして「異常なし」とのことでさらに様子を見ることになった。では脚の痛みの理由は？　それは成長痛だと医師から言われたという。

さらには、目が突き出て、目の周囲が黒ずんできた。眼科を受診したが、点眼薬で様子を見るという方針になった。眼科医はどう考えたのだろうか。のちに大学病院でおこなった検査では、この症状は目の奥に神経芽腫が転移したものだった。

次に起きたのはけいれんである。緊急で総合病院に搬送され、脳のX線CTを撮ってみると脳の中に、何か塊があった。脳外科医はこれを膿瘍と診断し、手術に踏み切った。膿を取り出そうとしたのである。しかし頭を開けてみるとそこにあったのは、膿ではなく腫瘍であった。

摘出できない部位にあったため組織の一部を切り出し病理検査に出した。診断は神経芽腫だった。そこで初めて小児科医が腹部の超音波検査をしてみると、お腹の中に神経芽腫の原発巣があったのである。こうしてこの子は、千葉大病院に搬送されてきたのであった。

診断がつくまでのこの子の経過をドクターショッピングと言ってしまうのはあまりに酷であろう。この子を診た一人ひとりの医師に責任があると思うが、かかりつけ医は何をしていたのだろうかと疑問に思ってしまう。こうしたケースは決して過去の話ではない。

ぼくのクリニックも同じように発熱しながら脚を痛がる患者はときどき来る。前述したように、白血病だった子は一発で見抜いたが、判断に迷って整形外科に紹介状を書いたケースもある。そういうとき、ぼくは必ず保護者に言う。

「もし、整形外科を受診して、整形外科の病気じゃありませんと言われたら、必ずぼくのところに戻ってきてくださいね。ぼくが中心になって、必要な病院に紹介状を書きます。最後までぼくが責任を持ちます。いろいろなクリニックを渡り歩くと却って診断が付かなくなりますよ」

ほかにも診断に迷う例はけっこうある。4章では川崎病の六つの症状を説明したが、病気というのは典型例だけではない。川崎病と区別がつき難い血液のがんや自己免疫疾患もある。

「分からない」と正直に言う医師は信用できる

最近ぼくが診た例では2歳の子どもが下痢でクリニックを受診した。熱もなく、下痢だけだったので、整腸剤を処方した。ウイルス性胃腸炎と判断し、すぐに治ると思っていた。ところがこの下痢がなかなか治らない。そのうち下痢に血液が少量混じるようになった。胃腸炎で血液が出ることは稀ではない。ところがこの血便もちょっとしつこい。

まさかと思ったが、母校の小児外科に患者を送った。診断は潰瘍性大腸炎だった。2歳の潰瘍性大腸炎は極めて珍しい（でもぼくは、1歳の潰瘍性大腸炎の子どもに手術をした経験がある）。母親がぼくのクリニックに通い続けていたから正解に辿り着いたと言える。

だから、かかりつけ医を定めるまではドクターショッピングは「あり」だと思うが、いったん決めたら、その後のドクターショッピングは「NG」である。経験が豊富な医者でも診断がすぐにつかないことはよくある。医師が「診断は今は分からない」と言うことは、その医者が自分の技量を正確に把握している証拠でもある。

先日、4歳の子どもが風邪を引いて、初診でうちのクリニックに来た。ぼくは診察が終わってからお母さんに雑談風に尋ねた。

「ちなみに、ふだん、かかりつけはどこなんですか？」

「Xこどもクリニックです。でもあそこの先生、『分からない』ってすぐに言うんです。だからちょっと嫌になって」

「……」

そうか。Xこどもクリニックの先生はよく勉強している開業医である。ぼくは心の中で「お母さん、それは違うよ。医療って分からないことってよくあるんだよ。ぼくも分からないときは、分からないと言うよ」と呟いていた。

まず主治医を決めること。決めたら信じてみること。そして疑問があったらしっかりコミュニケーションを取ること。それが医師と患者のいい関係の基本になるということをぼくはみなさんに伝えたい。

9　セカンドオピニオンとは何か？

「1回3万円」は大学の収入だった

セカンドオピニオンという言葉を知らない患者はいないだろう。ところが、言葉を聞き知ってはいても、それが実はどういう医療形態のことを指し、値段がいくらになるのかを知っている人は少ないだろう。つまり、セカンドオピニオンという医療は誤解されていると思う。

普段診療している中で、「先生のセカンドオピニオンを聞きたくて」と言って受診する患者家族がときどきいる。やはりぼくが小児外科医のせいか、千葉県こども病院や千葉大学病院で手術が決まっている患者の両親が、本当に手術が必要かどうかを悩んで、ぼくのところにやってくるケースだ。

セカンドオピニオンとは、1番目の意見に対して2番目の医者が意見を述べることだ。原則、診断や治療はしない。あくまでも1番目の診断や治療方針に対して自分の考えを伝えるだけのものである。セカンドオピニオンは自由診療で、実は保険は適用されない。保険医療が想定している一般的な診療ではなく、その医師の技術と経験を求めて患者が意見を聞きに来るのだから保険は利かないのだ。

ぼくが千葉大病院に在籍していた頃、病院の定めたセカンドオピニオンの料金は1回3万円だった。当時ぼくは何度かセカンドオピニオンに応じたが、この3万円は大学病院の収入だった。ん？　ちょっとおかしくないですか？　これはぼくの収入でしょう。

料金をどうするか

クリニックを作ったときに、ぼくは大学病院時代にならってセカンドオピニオンの料金を30～60分で3万円と決めた。ただし、こんな田舎の開業医の所にセカンドオピニオンを求めて患者がやってくるとは全然思っていなかった。しかし実際はそうではなかった。東京から江戸川を越えて患者家族がお見えになるのは言うに及ばず、最も遠い所としては九州から患者がお見えになった。

大学でやっていた診療の続きという面もあったと思うが、ぼくが開業して2年目に出した本（『小児がん外科医　君たちが教えてくれたこと』中公文庫）の影響もあったと思う。また、ぼくがクリニックのホームページに、大学病院時代の小児がんの治療経験を詳しく書いたことも影響しているだろう。

最初にセカンドオピニオンを求めてクリニックにやってきた患者家族は、中部地方からお見えになった。小児がんの神経芽腫の手術を終えて、今後どういう抗がん剤治療を選択するかという質問だった。1時間くらい話をしたが、料金をいただく段になって、はたと困った。本当にお金を受け取っていいものだろうか？　大学病院時代だって結局お金は手にしていない。

わざわざ若い親が遠方から来ているのだ。交通費だってけっこうな金額だろう。その上さらに、何万円も請求されたらちょっと辛いのではないか。10秒くらい迷って、ぼくは一般診療の初診料だけ受け取ることにした。

この患者さんを皮切りに何人かのがんの子どもの親がうちのクリニックにやってくるようになった。診察時刻はいつも定時の診察時間が終了したあと。受付のスタッフに一人残ってもらい、最後に会計を済ませて電子カルテを閉じるという流れになっていた。

このスタッフにはそのたびに残業をしてもらって今でも本当に感謝している。

結局セカンドオピニオンに対して自由診療のお金をいただいたことは一度もない。毎回、初診料か再診料のみである。いや、2回目以降はメールのやり取りになり、無料で助言したことも数えきれない。

とてもつらかったセカンドオピニオンの思い出

無料と言えば、大学病院にいたときにも無料でセカンドオピニオンに応じたことが1回だけだがあった。その患者家族は福岡から来た。子どもの肝臓にがんができる肝芽腫。それが左右の肺に転移していた。もう時効だから書いてもいいと思うが、元の病院は九州大学小児外科だった。あらゆる治療をやったが肺の転移が広がり、もう治療手段がないと宣告されていた。

父親はセカンドオピニオンを受けたいと主治医にお願いした。主治医の返事はこうだった。「これまでの治療経過をすべて資料としてまとめます。しかしうちより優れた病院は日本のどこにもないので、セカンドオピニオンを求める病院は自分で探しなさい」

こうして父親は分厚い資料を抱え、九州から本州へ次々と病院を渡り歩いたらしい。

すると、千葉大病院は肝がんの治療に関して消化器内科（もちろん成人の）が有名だと知った。そこで千葉大病院へやってきた。消化器内科へ行くと、「子どもは小児外科です」と言われ、小児外科の外来に突然現れたのである。

小児外科外来の奥にある医師室にたまたまぼくがいた。アポ無し、受付け無しである。言っては大変失礼かもしれないが、父親はかなりくたびれた服装をしていて、顔もやつれていた。ぼくはさすがに可哀想と思い、受付け無し（つまり無料）で1時間くらい話をした。残念ながらぼくが説明したことは、これ以上の治療は世界中どこにもないということだった。

ぼくのセカンドオピニオンの結果は……

さて、これまでにぼくは、何人の患者にセカンドオピニオンを行ったのだろうか。5人くらいだろうか。院長室のパソコンの中をよく調べてみたら20人くらいの家族と話をしていた。そんなに多かったのか。ちょっと、びっくりである。

セカンドオピニオンはかなり骨が折れる。患者家族の話をよく聞き、相手病院の資料を読み込み、自分の意見を家族に伝える。それで終わりではない。向こうの病院の先生に長文の手紙を書いて自分の意見を縷々《るる》述べる。いま、そういう返信の文章を読み返してみると、かなり専門的なことが書かれていて我ながら驚く。

抗がん剤○○は、がん細胞が薬剤抵抗性を獲得しているので、もう中止にした方がいい。代わりに抗がん剤××を4週間隔で○○ミリグラム投与してはどうか……などと実に具体的なことを助言している。開業して最初の数年はぼくもまだ小児がんについて「現役」だったのだなと感じる。

では、ぼくがセカンドオピニオンを述べて、向こうの医者が考え方を変えたかというと、全例でぼくの意見が通った。抗がん剤の使い方が変更になったこともあるし、手術のやり方が根本的に変更になったこともあった。1番目の意見と2番目の意見のどちらが正しいかは神様しか分からないと思うが、患者家族も、1番目の医者も、ぼくの意見に納得してくれたのだから、正しい、正しくないは断言できないものの、悩んでいる患者家族の役には立てたと思っている。

訃報が届くのは本当につらい

1回だけ意見を述べて終了した患者家族もいたが、治療の全経過を母親がリアルタイムでうちのクリニックにファックスしてくることもあった。その患者のデータはかなり膨大でファイルケースに収めて、院長室の書棚に今でも保管している。そういう患者家族は強烈に今でも覚えているし、忘れようがない。

そもそもセカンドオピニオンを求めて千葉まで来るのだから、治療がうまくいっていない症例がほとんどだった。小児固形がんは再発するとほとんど助からないし、標準的治療を行っても腫瘍が消えない場合、逆転の一手というのはまずない。がんの治療の目標は、「救命」と「延命」と「生活の質の向上」の三つである。だからぼくの意見は後者の二つにフォーカスが当たっていた。

すると、半年とか、1年とかすると訃報が届いたりする。開業医になって子どもの死の報せを聞くのは本当につらい。ぼくは大学病院時代におよそ100人の子どもの死に接してきたが、開業医になってから接する死の方が精神的にはきつかった。

結局ぼくにとってセカンドオピニオンは、人助けであり、また自分が頼られるという自己肯定のプロセスだったように思う。1回に3万円もお金を取らなくて本当によかった。そんなことをしていたら、自分は商売人になってしまっていただろう。

いきなり封書はちょっと困ります

それを考えると、普段うちのクリニックに「先生のセカンドオピニオンを聞きたくて」と受診する患者家族に「本当は保険診療じゃないんですよ」と心の中でつぶやく必要はないのだろう。かかりつけ小児科医は何でも相談屋だから、そういった患者家族のためにぼくらは存在しているのかもしれない。

ただちょっと言っておきたいのは、この何年かの間にセカンドオピニオンを求めていきなり封書を送りつけてくる家族がいるのだが、それはちょっとどうかと思う。せめて電話をしてからとか、「セカンドオピニオンを受けてくれるか」と手紙で問い合わせをしてからならば分かる。ところがある日何の前触れもなく、レターパックに膨大な資料を詰めてクリニックに送ってくる人がいる。

当然内容はハードで、小児がんの難治症例や先天性疾患の難しい病気だったりする。いや、それはどうなのかな。自分の子どもが生きるか死ぬかの状態ならば、電話の一本、あるいは手紙の一通も書いて、まずセカンドオピニオンを受けてくれるか聞くものじゃないかな。ぼくが返事しなかったらどうするのだろうか。もちろん謝金を受け取ったことは一度もない。

うーん、やっぱりこれもぼくの使命みたいなものなのだろうか。で、結局膨大な資料をすべて読み込み、返事を書いてしまう。若干複雑な気持ちが残らないわけではないが、やはり人のために役立てるなら……という思いになる。妻に意見を聞いたら、「それは頼りにされているってことでしょ？　頼られるうちが華だよ」と諭された。

最近は華が去ったのか、セカンドオピニオンの数は年々減っている。特に小児がんに関する問い合わせはほとんどなくなった。今はもう完全に第一線から退いているので、お願いされてもちょっと無理なので、これでよかったと思っている。

大学病院から「逆流」？

ただ、やはり本の影響は大きいのか、『発達障害に生まれて』（中公文庫）を書いたあたりから、発達障害に関する問い合わせが増えている。先日も東京から患者家族がお見えになって1時間話をした。ぼくは児童精神科医ではないので、専門的な話はできないのだが、最低限の助言をするだけでも1時間はかかる。

東京都にはいくらでも専門の開業小児科や病院がありそうなものだが、重い自閉症の子どもを抱え、どこへ行って何をすればいいのか全然分からないという医療難民のような人たちがいることに意外な気がする。情報が溢れすぎると、却って自分のほしい情報がその他雑多な情報に隠れて見えなくなってしまうのだろうか。かかりつけの先生はどうしているのだろうか。

セカンドオピニオンという言葉が広く一般の人に知られるようになって20年くらいだろう。確かに当初はセカンドオピニオンのハードルは高く、冒頭に書いたように「保険は利きません！　1回3万円です」の世界だったろう。でも今は自然と垣根が低くなっている時代に入ってきているのかもしれない。そう言えば、2年くらい前に大学病院から紹介状が届き、先天性染色体異常の赤ちゃんに関して「先生の意見を聞かせてあげてください」とお願いがきた。

これも考えてみれば、セカンドオピニオンの紹介であろう。それも大学病院から開業医へ……である。確かにぼくが地元病院でがんの診断を受け、セカンドオピニオンを求めて東京の国立がん研究センター中央病院に行けば何万円も取られるだろう。だけど、今の時代は、開業医が患者の身近に存在していて、杓子定規《しゃくしじょうぎ》の「保険医療の利かないセカンドオピニオン」などという高いハードルはないのかもしれない。

セカンドオピニオンを巡る患者家族と開業医の関係はこれからも変化を遂げていくの

ではないか。ただ、まったくの初診で、お互いの顔も知らない関係で、いきなり意見を求めるのは少し考え直す余地があるように思う。別にぼくはお金がほしいと言っているわけではないので、最低限のコミュニケーションは取りましょうとお願いしたい。

10　薬がほしくてクリニックにやってくる患者さん

ぼくのクリニックが予約制ではない理由

小児科医の役割は生後2か月の予防接種から始まる。そういった子どもが育っていく中で初めて風邪を引くのは1歳前後なので、そこから先はずっと健康に関してその子を診ていくという形になる。だからある日突然クリニックに3歳とかの年齢が高い子が受診すると、つい「あれ、なぜうちに来たのかな」と思い、雑談がてらに「ちなみにふだんのかかりつけはどこなんですか?」と尋ねることが多い。

理由はだいたい次の二つである。一つは、かかりつけが「今日は休診日なんです」というパターン。これは仕方ない。開業医は水曜とか木曜といった週の真ん中あたりで休診日を設定する。土曜日も働くからである。うちも水曜日が休診日で、患者の状態が、たとえば喘息発作であまりよくないときは、信頼できる小児クリニックのホームページを印刷・コピーした紙を渡して受診するようにお願いする。もちろん、逆もある。

もう一つは、かかりつけのクリニックが予約制で、「予約枠が一杯になってしまって今日は受診できないんです」と言われるパターンである。これは大変悩ましい問題だ。小児医療というのは慢性疾患が少なく急性期疾患が多いので、小児クリニックが予約制を取ること自体が正しいのかぼくにはちょっと疑問がある。ぼくがクリニックを作るとき、予約制にするか来た順に診るクリニックにするか一瞬迷った。

だが、妻が「困ったときにすぐに受診できるのが大事」と言ったので、うちは来た順クリニックである。大人の内科は、高血圧・脂質異常症・糖尿病などの慢性疾患を中心に診察しているので、医師にとっても患者にとっても予約制の方がいいだろう。

一方、小児はそうはいかない。風邪は急変して肺炎になる。虫垂炎は一夜で激痛に変わるし、さらにもう1日で腹膜炎になる。髄膜炎とか腸重積は待った無しの緊急疾患である。だから来た順にしたのは今でも正しかったと思っている。夕方の診療時刻終了までに来た患者はすべて診るようにしている。

なぜ発熱外来をやらなかったか

ただ、来た順にも欠点がある。それは発熱患者と非発熱患者を時間的に隔離（区別）できないことである。予約制であれば、これが可能になる。だから新型コロナが感染爆発した第7波のときに、うちのクリニックは「発熱外来」を開設しなかった。いや、できなかった。ちなみに、全医療機関（病院とクリニック）のうち、発熱外来を設置している所は約35％と報告されている。

では新型コロナの患者を全然診なかったかというと、それも違う。濃厚接触者でその後発熱し、発熱外来の受診枠が一杯だからという理由で断られた患者が多数うちのクリニックにやってきた。患者家族を隔離診察室に入れて、ぼくは防護服を着て診察にあたった。検査をしなくても明らかにコロナ感染である（いわゆる、みなし陽性）。また、千葉県から供給された新型コロナ抗原検査キットを自宅で使い、陽性になった患者家族も数多く診た。

さらに言えば、他院でPCRを行ってコロナ陽性の診断をもらい、飲み薬が足りないとか、効かないとかの理由でうちを受診した患者も多数に上った。また、コロナ陽性の子どもが転んだり、ぶつけたりで外傷を負って、うちのクリニックの隔離診察室で外科的処置をしたことも何度かあった。

「この薬をください」はちょっと困る

かかりつけが休診日だから……予約枠が一杯だから……そういった理由で患者が来るのは、当然のことなのでぼくも快く診察に応じる。だけど、ちょっと困るのは、普段処方されている薬を出してくださいと言われることである。これは「ラーメン一つと餃子一人前ください」の世界である。

困る理由は二つある。一つはその薬がうちの電子カルテの中に入っていない場合である。薬品というのは、紙の処方箋のように自由に電子カルテに入力することはできない。サーバーの奥に薬品の膨大なリストがしまわれており、そこから引き上げてこないと電子カルテの画面には表示されない。この作業には何十分もかかる。受付のスタッフにお願いするのだが、スタッフだって次々にやってくる患者に対応しなければならない。そういう時間的な余裕はちょっとない。

例えば、アレルギー性鼻炎の患者家族がやってくる。ふだんアレルギー止めのAという薬を飲んでいるという。いわゆる抗ヒスタミン剤である。だが、ぼくの電子カルテにはAが入っていない。抗ヒスタミン剤にはたくさんの薬がある。それぞれ個性はあるものの大差はない。各製薬メーカーが競って抗ヒスタミン剤を作っている理由は、どれも決定的に優れたものがないからだ。で、ぼくはBという薬をふだん使っている。

でも家族はAを出してほしいという。なぜならば、Aという薬は長年かかりつけの先生と試行錯誤しながらようやく辿り着いた最も子どもに効く薬だからという。

本当にそんなことがあるのか？　たまたまAを飲んでいたときに調子がよかっただけでは？　そんなことを考えてしまう。そこまでAという薬にこだわるのであれば、緊急疾患で来院しているわけではないのだから、なぜ余裕を持ってかかりつけを受診しなかったのかと、ついヘソを曲げたくなる。

だが、わざわざ来てくれた患者家族に「無理です」とは言えない。事情を話して少し待ってもらってから電子カルテから処方箋を発行する。

患者から見れば、どこのクリニックでも、特殊な薬ではない限り、普通に薬を出してくれると思うのだろう。でもそれは誤解である。あらゆる薬を用意しているクリニックや病院はない。大学病院だってそうである。うちのクリニックでふだん処方している喘息の吸入ステロイド薬のある薬剤は、大学病院の電子カルテの中には入っていない。なんでこんなポピュラーな薬剤がないの？　と驚いたことがある。

「使った」「治った」だから「効いた」!?

「〇〇という薬をください」と言われると、開業医は正直言って萎《な》える。クリニックは街のドラッグストアではない。医師が診察する場所なのだ。

こういう患者もいた。４歳の男の子で汚い鼻水が出るという。ひと月前にも同じ症状があって、かかりつけの小児科へ行った。最初は風邪薬が出た。でも１週間経っても治らなかった。そこでアレルギーが関与しているかも……と、アレルギー止めを出された。それでも治らない。最後に抗生剤のクラリスを処方されたら治った……こう母親は言うのである。

「……」

ぼくは返答に窮した。もしかして、「風邪薬」と「アレルギー止め」と「クラリス」を処方しろってこと？

でも母親はそれ以上、何も言わないで黙っている。ぼくもどうしたらいいか分からず黙っている。診察室はしーんとなってしまった。最後に抗生剤って……それはたまたま風邪が治る時期だったとしかぼくには思えない。

医者も患者も、薬を「使った」「治った」だから「効いた」とすぐに考える。いわゆる「3た」療法である。

この患者家族は少しでも情報提供をと思って1か月前の治療経過をぼくに教えてくれたのかもしれない。たぶんそうだろう。でもぼくには、こういう薬を出してくださいと言われているようなプレッシャーとなってしまった。4歳なんだからしっかりとハナをかんで、風邪薬（カルボシステインのみ）を飲んでいれば十分とぼくは言いたいところだったが、散々迷ってアレルギー止めも処方した。さすがに抗生剤は出さなかった。

風邪に抗生剤は有害無益

最近はさすがに減ったが、「抗生剤を処方してください」という患者家族もいる。数年前の調査（東北大学・2014年）だが、日本国民の約半数が「風邪に抗生剤は無効」と知っているそうだ。逆に言えば、半数は知らないということだ。この責任は医師にある。

成人の内科医や、耳鼻科医は、子どもの風邪に対して平気で抗生剤を処方する。風邪に抗生剤は無効であり、害である。２０１６年の伊勢志摩サミットでも、抗生剤乱用による耐性菌の増加を抑えるための首脳宣言が出された。厚労省のホームページにも、「抗微生物薬適正使用の手引き」というものが公開されている。専門的な内容で、量もかなりあるが、厚労省は医師のみでなく患者にも読んでほしいと言っている。

https://www.mhlw.go.jp/content/10900000/000573655.pdf

正直に告白すると、本当に恥ずかしいことだが、ぼくは一度だけ患者家族から「抗生剤を出してください」と言われて風邪の子に処方したことがある。その子は小学校高学年でこれまで風邪のたびに抗生剤を他のクリニックで出され続けていたため、親は抗生剤を飲むのが常識と思っていたのである。

押し問答になってもしょうがないと思って、いやそれもあるが、あまりにもクリニックが混雑していたので、ぼくには抗生剤の害を説明する気力がなかった。

ところが3か月後にその患者家族が風邪で再びうちを受診した。ぼくは患者に誠実にならなければならないと思い直し、時間をかけて、風邪に抗生剤を飲んではいけないこと、この前は抗生剤を処方したことを謝罪した。ぼくはてっきり親から「この子には抗生剤が効くんです！」と反論を受けると思っていたが、意外な反応が返ってきた。

「そうなんですか。抗生剤を飲むと、体内に耐性菌というのが増えて将来怖いことになるんですね。知りませんでした。この子、この先どうなってしまうんでしょう?」

「……」

「今までの先生はそんな説明はなく、いつも抗生剤を飲んでいました」

「今からでも遅くありませんよ。これを機会に抗生剤はやめましょう。ちゃんと風邪は治りますよ」

この一件によって、自分の医師としての未熟さを思い知らされることとなった。ちゃんと丁寧に説明すれば、家族は分かってくれるのだ。それを「抗生剤を出さない」と言えば、家族と一悶着になると思い込んで安易に抗生剤を処方してしまった。たった1回の処方かもしれないが、一事が万事である。

薬は二の次の医療を

開業医が風邪に抗生剤を処方する問題はなかなか根深いものがある。ぼくはうちを受診する患者のお薬手帳を見て、広域スペクトルという強い抗生剤を過去に大量に飲んでいるのを知って唖然とすることがある。この子の未来の健康はどうなってしまうのだろうか。

　ぼくが患者家族に「風邪に抗生剤は効果無し、それどころか有害」と言うと、保護者から「ではなぜ他の先生は抗生剤を出すんですか？」と聞かれることがよくあり、言葉に詰まる。

　なぜ出すのだろう？　ぼくもよく分からない。

　一部に抗生剤を歓迎する患者がいることも事実だろう。患者は一般的に薬をたくさん出される方が喜ぶ傾向にあるようにぼくには見える。それは、その方が医者の姿勢があたかも熱心に見えるからだろう。

　もう一つ考えられる理由は、抗生剤を出すことが、病気が悪化したときのアリバイ作りになっているのではないだろうか。自分（医師）はベストを尽くしましたよと。そんなことでいいのだろうか。

　でも、もしかして最大の理由は、患者とのコミュニケーションを抗生剤を出すことで省略しているのではないか。はい、これがマックスの治療ですよ……みたいな感じで。

　医者と患者の関係で一番大切なのは、相互の理解を深めるコミュニケーションである。自戒を込めて言うが、抗生剤を欲しがっている患者に抗生剤を出すのは極めてイージーな医療で、いかに抗生剤が不要であるかを説明するのは時間もかかるし、骨も折れる。だが、それが医師の使命であろう。なお、念のために言っておくが、成人の風邪にも抗生剤はまったく効果はない。ぼくはこれまでの人生で風邪で抗生剤を飲んだことは一度もない。

患者家族にはいろいろなニーズがあって開業医を訪れているのであろう。それはよく分かる。だけど、薬だけを求めて来院するのではなく、医者とよくコミュニケーションをとって、まず診断をはっきりとつけ、薬はその次と考えてほしい。薬だけでつながっている医師と患者の関係はちょっと寂しいとぼくは思う。

第三部

医者の作り方、教えます

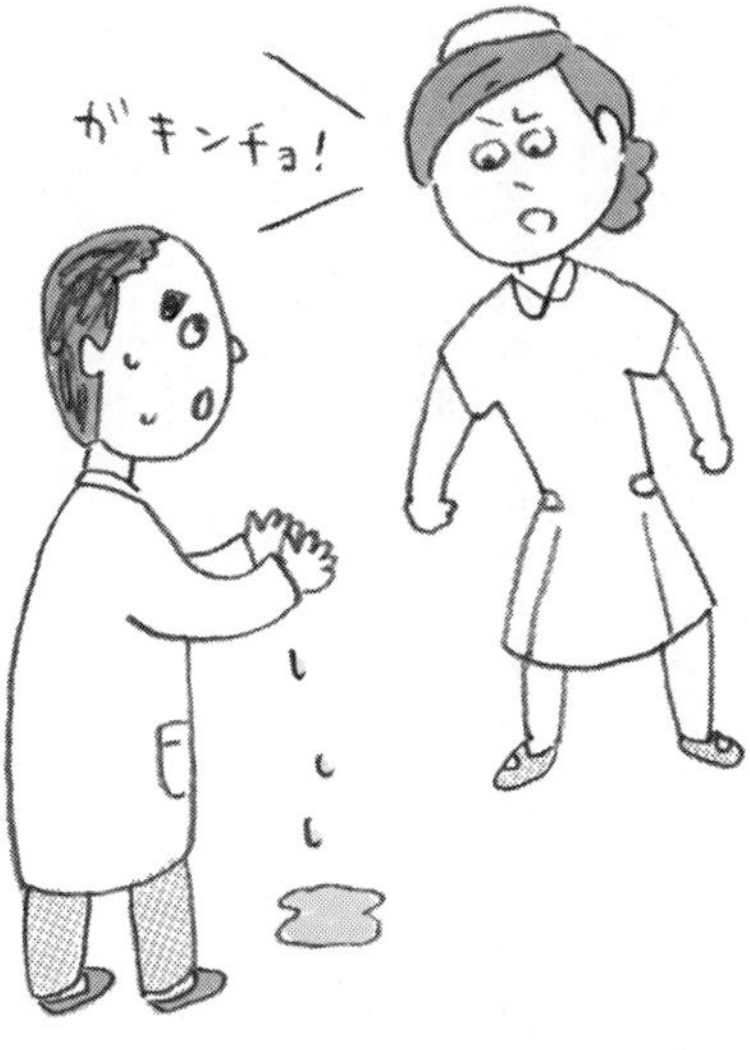

11　勤務医と開業医という分け方

医師国家試験の合格率

医者はどういうステップを経て一人前になるかご存じだろうか。これを説明するのはなかなか難しい。かなり複雑なキャリア形成を進んでいくからだ。この章では、例外は省いて最も一般的なパターンをなるべくシンプルに説明していこう。

まず医師国家試験を受けるためには、医学部を卒業する必要がある。医師国家試験の合格率は、２０２３年は91・６％。これを新卒者に限ると94・９％になる。つまり現役生はほとんど全員が受かる。一方で国試浪人生にとって合格は相当難しい（55・２％）。

医学部に入る頭脳があれば、医師国家試験も受かるはずである。合格できないのは、よっぽど運が悪いか、根本的に医師に向いていないかである。国試一浪はやむを得ないかもしれないが、国試多浪の人はちょっと問題がある。

なお、国公立大学と私立大学で合格率に差はない。実はこれにはカラクリがあって、私立大学医学部では国家試験に合格できないような学生は卒業させない。そのため、留年生が私立医学部には多数存在する。昔はこうした理由で留年させることがなかったために、私大医学部の合格率は国公立大学に比べて極端に悪かった。

国試合格率が低いと優秀な学生が入学してこないので、現在は卒業に待ったをかけるわけである。なお、私立大学では予備校並みに国試対策の授業をやってくれると聞く。国公立大学ではそういう授業は一切ない。ぼくの母校の千葉大も学生をほったらかしにしている。

それは、それは、悲惨だった昔の研修医

さて、めでたく医師免許を取得したら次は研修医である。もしかしたら、インターンという言葉を聞いたことがある人もいるかもしれない。この言葉に関してはちょっと解説が必要だろう。

インターン制度というのは、1946年から1968年までの仕組みである。医学部

を卒業した者がインターンとなり、病院で研修を積む。医師免許はまだ持っておらず、修業として経験を積むのである。インターンが終了すれば、医師国家試験を受けることができる。身分が不安定の上に資格もなく、労働力として利用されるのだから、学生たちは猛反発した。これがインターン制度反対闘争として学生運動につながっていった。

東京大学医学部はこの闘争のために、1969年の入学試験を中止している。だから千葉大医学部に1969年に合格した医師は、本来東大に入れる優秀な人間だという評判が千葉大の学内にあった。「確かにそれは当たっているかも」と言ってもいい立派な69年入学の教授が千葉大にはいた。

1969年からは研修医制度となる。千葉大医学部を卒業した者は、医師国家試験を受け、合格すれば研修医として千葉大学病院に就職する。ほぼ100%の卒業生がそうだった。これが入局と呼ばれるもので、ぼくの場合、小児外科という医局（あるいは教室とも呼ばれる）に入る。ここから2年、小児外科一筋に研修を積むのである。これをストレート研修と呼ぶ。

1987年に研修医になったぼくの給与は手取りで12万円だった。ただし、医局費とか何やらで数万円天引きされていた。厚労省の資料を調べると、この時代の大卒者の全国平均給与は14万8000円くらいになっているから、平均と比べて少し低いという感じだろう。

だがその労働環境は、その辺のブラック企業も敵わない厳しさだった。こっちはものを教わっている立場だから何も文句は言えないが、労働時間にけじめはなかった。先輩の先生が赤ちゃんの患者に手術をすると、研修医はずっと病院に泊まり込みで患者を診ていた。

ぼくの同期にはもう一人研修医がいたので、彼とぼくとで交代で赤ちゃんを診る。診るというのは文字通り患者を見ていることで、眠れるのは明け方の2〜3時間だった。これを2人で3か月続けたこともあった。もちろん、残業手当とかは出ない。時給を計算したら、某ハンバーガーチェーン店のバイトの時給を下回っていたという笑えない話もある。

こうした劣悪な労働環境は全国的な問題だった。2001年にパワハラという言葉が一般的になり、2007年にはワークライフバランスという言葉も登場した。こうした流れの中で、厚労省は研修医の働き方に大改革を行った。初期臨床研修制度である。2004年のことである。

やっと改善された研修医制度

この制度の特徴は三つある。まず一つ目は、主要な科をローテートするスーパーローテート方式。内科・救急・地域医療・外科・麻酔科・小児科・産婦人科・精神科などのプライマリーケアを2年かけて学ぶ。

二つ目の特徴は、アルバイトの禁止である。医者がアルバイト？　と思う人もいるかもしれない。医師とアルバイトの関係はあとで詳しく説明する。

そして最後の特徴は、労働時間が（おおざっぱに）朝8時から夕方5時までになり、給料も30万円くらいに跳ね上がったことである。

なんてホワイトなんだ！　ぼくの時代からは考えられない。もちろん、これは大変いいことである。ただし、スーパーローテートした知識と経験が、医者になって10年、20年経ったときに、本当に役立っているのかぼくには少し疑問がある。ぼくは小児外科しか修業した経験がないが、長く医者を続けると、自然と内科や精神科や産婦人科の知識が付いていく。それとどのくらい差があるのか判然としない。

ある医者は個人の意見として、結局スーパーローテートが本当に実になるかどうかは、

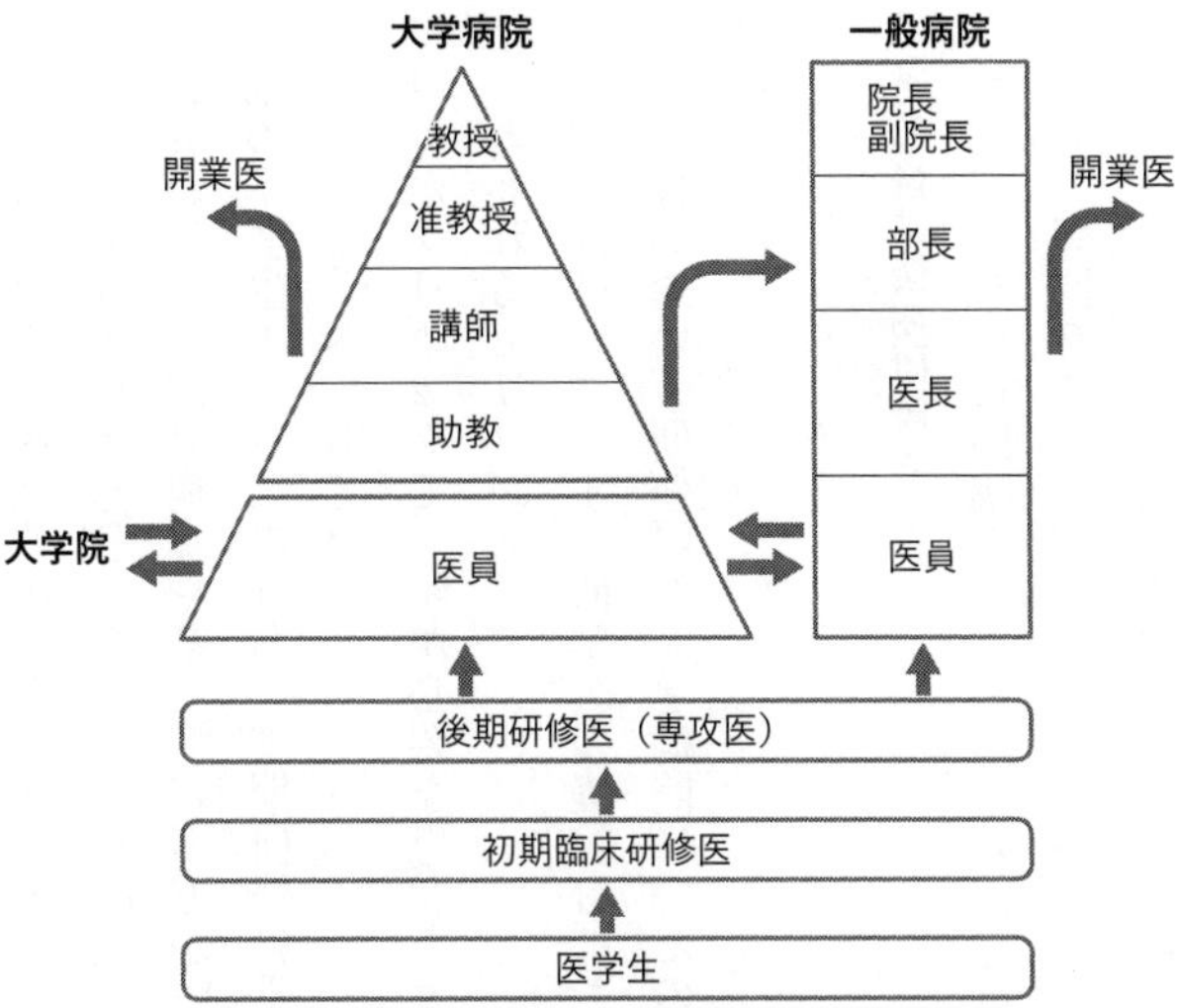

本人の学び方によるという。熱心に学べば教える方も熱心になるし、学生気分が抜けなければ教える方も本気にならない。厚労省の考え方は間違っていないと思うが、それが生かされているかはまた別の問題だ。

初期研修医たちは魅力的な研修病院を求めて、大都市に希望者が殺到した。このため地方には医師がいなくなり、医療崩壊が起きかかった。だが地方病院も研修医に対して高額な給与をだし、引き止めを図っている。つまり都会の給与はそこそこで、地方の給与はかなり高額である。したがって初期研修医の給与は病院によって数倍の開きが出ることもある。

年収1000万円の研修医も存在するという。ちょっと信じられない。

プライマリーケアを学ぶなら、大学病院なんて難病ばかりが集まる病院よりも、普通の患者が集まる市立病院や県立病院の方がいいと考えるのは誰もが同じで、千葉大学医学部の卒業生120名のうち、初期研修に千葉大病院を選ぶ研修医は2、3人しかいない。みんな学外へ出ていく。

ぼくがクリニックで入院が必要な患者を大学病院に紹介しようとすると、保護者からよく言われるセリフがある。

「大学病院はイヤです。研修医の実験台にされるから」

これは間違い。研修医が大学病院にいたのは過去の話。現在、初期研修医は一般病院にいる。

その後は後期研修医

さて、2年の初期臨床研修が終わると、自分の進路を定めて、後期研修医（専攻医）となり、専門を決める。たとえば「小児科」とか、たとえば「小児外科」とか。後期研修医は3〜5年で、研修内容も多彩である。

たとえば、小児科の場合、3年間を使って大学病院やその関連病院を回って小児科の研修を積む。この3年が終われば、小児科は一通り経験したので、4年目にして小児科専門医試験を受けることができる。卒後6年目という計算だ。ぼくに言わせれば、たった6年目で一人前とはとても言えないので、小児科専門医という資格には大した価値はない。

小児外科の後期研修は3～4年で、「小児」外科ではなく、「外科」というプログラムを研修する。内容は、消化器外科・心臓血管外科・呼吸器外科・乳腺内分泌外科・小児外科・麻酔科などである。これらの研修をこなすと、外科専門医の試験を受けることができる。これもやはり一通り研修しただけだから、外科専門医という資格を持っていても一人前とはとても言えない。ここからさらに自分の専門に特化して研修を積んでいくことになる。

「小児外科」という領域は「外科」という土台の上に立った二階建ての二階部分である。「消化器外科」も「心臓血管外科」も「呼吸器外科」も「乳腺内分泌外科」も二階部分である。

ちなみに同じ外科でも、「整形外科」とか「脳神経外科」というのは、「外科」という土台の上に立っていない。初期研修が終われば、すぐに整形外科や脳神経外科の専攻医になる。産婦人科とか眼科とか耳鼻科なども、初期研修の次のステップとして後期研修（専攻医）を修めれば、専門医への道が開ける。

小児外科の専門医を取るためには最低卒後7年は必要らしい。だが、7年では資格に必要な手術数はこなせないだろう。10年はかかるのではないか。では、小児外科専門医は一人前かと言うと、いや、まだまだだと思う。専門医という資格は内科系でも外科系でも大したことはない。

患者が命を預けられる医者は、内科系なら10年以上、外科系なら15年以上の医者ではないだろうか。このくらいの経験を積むと、「指導医」という資格を取得していることが多い。専門医を指導する医者のことだ。指導医ならば、一人前と言ってもいいだろう。ただ、外科系の医師と違って、内科系の医師はあまり指導医という資格を取得することにこだわらないという話を聞いたこともある。

アルバイトで生計を立てる

後期研修が終わると、本格的に医局に入局する。最初のポジションは医員である。医員というのは研修医と同じく、日日雇用で、つまり非正規職員である。ボーナスはなし。給与も研修医と大して変わらない。だが、アルバイトができる。

どの程度の頻度でアルバイトに出かけるかは医局の方針によって大きく異なる。ぼくは医員のとき、週に1回、公立病院や民間病院へ行って、大人の外科の手伝いをしたり、胃カメラを半日で10件くらいやっていた。一日働くと5万円くらいもらえる。月に20万円である。

医局によっては週末の当直アルバイトを医局員に斡旋している。土日に病院に泊まると、12万～15万円くらいもらえる。月に50万円くらいである。

医員の間に、千葉大では必ず全員が大学院に進学する。千葉大学医学部は大学院重点化を文科省から受けているため、大学院の役目は教育と研究となる（普通は教育のみ）。当然授業料を支払うので、収支はマイナスになる。その分アルバイトで生活を維持する。

医者にとって大学院で学ぶことは必須であろうか。医療はパターン認識であって、サイエンスではないという考え方をする人もいる。ぼくはそうは思わない。パターン認識は過去の経験の蓄積である。では未経験のシチュエーションにぶつかったらどうすればいいのか。それは科学的に考えるしかない。科学的思考を養うために、医師は大学院へ行ってサイエンスを学んだ方がいい。

大学病院の仕組みとは

さて、医員は、大学病院の関連病院との間で人事交流がある。ま、要するに医局（教授）の命令で出向を命じられるのだ。大学病院は研究をする所なので、医師1人あたりの手術件数が少ない。小児科医であれば、医師1人あたりの担当患者数が少ない。そこで、関連病院である、たとえば千葉県こども病院へ出向して腕を磨くのだ。

ぼくがクリニックで患者を診ていて、鼠径《そけい》ヘルニアの子どもが来たりする。手術が必要なので「千葉大病院か千葉県こども病院を紹介しますよ」と保護者に告げると「どっちがいい病院ですか？」とよく聞かれる。答えは「同じ」である。同じ医局の医師が行ったり来たりしているので、いいも悪いもない。

正確な統計はないが、研修医制度が現在のものになってから、大学病院の医局に所属せず、後期研修を終えてそのまま一般病院（公立病院と民間病院）に就職する医師が増えているようである。

ひと昔前は、大学病院の医局の頂点に教授が君臨し、その下に医局員がごまんといた。

一般病院の人事は教授の差配で全て決まっていた。ところが現在では、一般病院も小さな独立国家のようになっている所も多々ある。つまり大学の医局のマンパワーは、かつてほどの勢いはない。白い巨塔は揺れている。

さて、125ページの図の大学病院のピラミッドを見ると、医員とその上の助教（昔でいう助手）の間には隙間が空いていることが分かるだろう。なぜならば、助教以上が正式な常勤だからである。つまり正規職員であり、ボーナスも出る。ぼくが助手になったのは、医師になって12年目であった。生活が安定するのは、助手になって初めてという具合である。

だが、大学病院での勤務は給与がかなり低い。要は文科省の職員であるから、医師として特別に給料が高いわけではない。国際学会に行くとひと月分の給与が全部消える。国内の学会や研究会も年間12回以上は出席するので、費用がかかる。すると助教になってもアルバイトが必要になる。つまり兼職である。

ぼくも文科省に兼職願いを提出して週に1回のアルバイトを最後まで続けていた。教授ですらアルバイトをしていた。教授は診療科のトップであり、意思決定の責任者なのだから、週5日勤務のうち、1日不在になるのには本当に迷惑した。アルバイトの翌日に「何であんなことをした！」と怒鳴られると、本当に理不尽だと思った。教授に昇進しても大して給料は上がらないのだろうか。ぼくの友人や後輩には何人も大学教授がいるが、「給料いくら？」とはさすがに聞けない。

大学病院をピラミッドで表現したのは、定年を大学で迎えられるのは教授1人だからである。同期の仲間たちは、途中で一般病院に就職したり（これも教授の命令）、あるいは、開業医になったり（これは本人の意志）、だんだん少なくなっていく。また上下関係の厳しさも、ピラミッドで表現するのがふさわしい気がする。特に外科系はそうである。

ベテランだけがなれる開業医

一般病院をピラミッドにしなかったのは、部長などのさまざまなポジションで定年を迎えるからだ。ただ、一般病院でも途中で（自分の意志で）開業医になる人はいる。

当然と言えば当然だが、開業医はベテランの医者がやる仕事である。若い開業医も稀に存在するが、その実力はちょっと信用できない。大学病院や一般病院である一定のレベルまで到達しないと開業医は無理である。つまり開業医は、それまでの自分の経験と知恵を売り物にしている仕事と言える。

医師を開業医と勤務医に分けて論じる本をよく見かけるが、それは正しくない。図に示したように、「開業医」と「大学病院の医師」と「一般病院の医師」の三つである。さらに言うと最近はフリーランスの医師も増えてきている。

勤務医のカテゴリーに入る大学病院の医師と一般病院の医師では仕事の内容がまったく異なる。ぼくも31歳から33歳まで、松戸市立病院（現・松戸市立総合医療センター）、沼津市立病院、千葉県こども病院に出向したので、その違いがよく分かる。

一般病院でやることは、ほとんどが臨床の毎日である。学会などでの発表は、大学病院よりかなり少ない。ぼくは小児外科医なので、ものすごい数の手術をこなした。外来診療もやるし、入院治療もやる。臨床の毎日と言っても内容はバラエティーに富む。

一方、大学病院のミッションは、研究と臨床と教育である。論文の読み込み方とか、学会への参加回数などは、一般病院にいたときと桁違いである。夜になると、研究棟に行って実験もするし、若い医者や医学生・看護学生に授業もする。すべての仕事における臨床の割合は、一般病院の働き方と比べてはるかに低い。

開業医も臨床の毎日であるが、その診療形態はただひたすら外来診療である。朝から夕方までずっと椅子に座っているという感じだ。これがしんどいと思うことがないわけではない。また単に病気を診るだけでなく、患者家族からいろいろな相談を受ける。これは小児科でも成人の内科でも同じであろう。ぼくもこれまで数えきれないほど育児相談を受けた。もっと大きく、家族のあり方を相談されたこともある。

これら三つの仕事のそれぞれの楽しさについては、13章で改めてじっくりと語っていこう。

12　医者の収入はどれくらい？

医師の収入はいくら？

医師の収入は、ネット検索すればすぐに分かる。たとえば、「医師」「収入」「厚労省」と打ち込んでみると、すぐに資料が出てくる。

平成18年（２００６年）とちょっと古い資料だが、厚労省が勤務医の給料と開業医の収支差額を公表している。

https://www.mhlw.go.jp/bunya/iryouhoken/iryouhoken12/iryouhoushu.html

これによると、病院勤務医の年収は、１４７９万円。

法人の開業医の年収は、２５３０万円。

個人開業医の年収（収支差額）は、２４５８万円。

収支差額というのは、借入金の返済やクリニックの建て替えや修繕のための準備金などを含んでいるものだという。

なお、全国の勤務医の平均年齢は43・4歳、開業医の平均年齢は59・4歳と報告されている。それはそうであろう。ベテランになってから開業するのだから。なお、2020年のデータを見たら、開業医の平均年齢は60・2歳とさらに上がっていた。なんと還暦が平均である。

前章で述べたように、大学病院の医師はアルバイトをしなければ生活が成り立たない。ぼくが所属した小児外科は大変アルバイトに厳しく、大学病院で一番プアな科と言われていた。どこの科とは書かないが、医局員がアルバイトをしまくっている医局もあった。そうやってアルバイトをしまくると、大学病院の医師も一般病院並みの収入が得られる。

しかし、医者のアルバイトの時給はすさまじいものがある。時給1万円くらいである。だったら、アルバイトだけで生活ができてしまうのではないか？ そう、その通りである。最近増えてきたフリーランスの医師というのは、まさにアルバイトのみで食っているわけだ。1日8時間働けば8万円。月に20日働けば、月収160万円である。

特に麻酔科にフリーランスが多いと言われており、ぼくもフリーランスの麻酔科医に、あるバイト先の病院で麻酔をかけてもらったことがある。麻酔は手術の内容によって難度の高い技術が必要であり、難しい麻酔をもっぱらかけているフリーランスの医師は年収1億円という話も聞く。ただし、フリーランスになると、ある意味で毎日がアルバイトの生活なので、勉強をする機会が著しく減る。医師として成長していくのは難しいという意見も聞く。

ぼくのクリニックの収益は？

開業医に話を戻すと、開業医も行列のできるクリニックから、つぶれかけのクリニックまで、かなり収益に差があるはずだ。

うちのクリニックはどうだろうか。前に述べたが千葉市には六つの区があり、ぼくのクリニックは若葉区。患者の多さは、小児に限れば、おそらく若葉区で2番目くらいではないだろうか（もしかしたら、自惚れかもしれないが）。

これまで最も患者が多かった年は、1万8470人の来院があった。現在はちょっと落ち着いていて、1万6000人くらいである。でもこれではちょっとピンとこないだろう。

2023年1月のうちのクリニックの収支をこっそり紹介しよう。

保険診療と予防接種・健診の医業収益が785万円。

ここに経費がかかる。

材料費・人件費・家賃・修繕費・消耗品・光熱費・事務費などなどが、合計で、295万円。1章で書いたように、借入金・リース代の返却はすでに済んでいる。ちなみに事務費で最もかかるのは、レーザープリンターのトナーである。クリニックではものすごい数の文書を印刷する。患者家族への配布資料とか、紹介状とか、挙げていけばキリがない。約1万円のトナーを毎月2台のペースで購入している。

さて、医業収益から経費を引き算すれば、ぼくの収入は、490万円となる。これを12倍すればぼくの年収は6000万円弱になるが、そうはいかない。そもそもこれほどの高収益の月はめったにないし、年に2回のボーナス月には人件費がドカンと跳ね上がる。夏には感染症が減るので、患者も減る。おまけに夏季休暇も取る。冷蔵庫も壊れるし、自動ドアも壊れるし、エアコンから水が漏れる。いつも何かにお金が出ていく。ちなみに2022年の10月には電子カルテを入れ替えたため、300万円以上支払った。2023年の11月にはエアコンと現像機が壊れて、買い替えのために200万円以上を支払った。そうすると、ぼくの年収は、厚労省の資料にあった開業医の平均値よりちょっと高い程度だ。

目の前をお金が素通り

それでも勤務医より全然高いではないかという声が聞こえてきそうである。それはその通りであるが、世の中の仕組みはよくできていて、日本の税制は累進課税制度を取っている。医師の収入を解説した書籍やYouTubeはよくあるが、なぜかそこでは税金については全然触れられていない。問題は、どれくらい手取りがあるかである。開業医がどれほど税金を払っているかを知ると、ちょっとみなさんは驚かれるのではないだろうか。

行列のできるクリニックの院長先生が、年収3900万円を稼ぐとどうなるか。以下、煩雑になるので、「扶養控除」や「社会保険料控除」などの所得控除は考えないで大雑把な計算をする。（3900万円×0・4）－279万6000円＝1280万4000円の所得税がかかる。住民税は10％だから、390万円である。合計で1670万4000円が税金としてかかってくる。このほかに所得に応じて事業税というのがあり、

所得税の税率

課税所得金額	税率	控除額
195万円未満	5%	0円
195万円から330万円未満	10%	9万7500円
330万円から695万円未満	20%	42万7500円
695万円から900万円未満	23%	63万6000円
900万円から1800万円未満	33%	153万6000円
1800万円から4000万円未満	40%	279万6000円
4000万円から	45%	479万6000円

出典：国税庁ホームページ

数十万円収めることになる。当然、社会保険料も支払う。

３９００万円の収入を得ても、手元に残るのは、約２２３０万円である。十分高額であるが、半分近くが税金で持っていかれるのは、まるで目の前をお金が素通りしていくようなものだ。

勤務医の平均給与は厚労省の資料では１４７９万円だった。これを表に当てはめると、所得税は約３３４万円である。住民税（10％）を加えて約４８２万円となり、手元には１０００万円弱が残る。もちろん社会保険料も天引きされるが、それを含めても手元約１０００万円というのはかなり正確な数字だろう。

前に述べたように、ぼくは31歳から33歳まで一般病院（県立病院・市立病院）に出向した。明細書はさすがにもう手元にないが、３年間で２０００万円貯金したことをよく覚えている。独身だったし、生活費以外は使わなかったので、毎年700万円を貯めたのだろう。おそらく手取りは、やはり年1000万円に近かったのではないか。

平均的な勤務医と、行列のできるクリニックを比べると、手にする金額はおよそ2倍の違いがあるということになる。だが、すいているクリニックとなると、どちらが上かはかんたんには言えない。たぶん勤務医の方が上であろう。そう、つまり開業医というのは大きなリスクを背負っているのであり、そのリスク代がこの金額差なのかもしれない。

ぼくは大学に勤務していたとき大きな病気をして26日間休んだことがあったが、有給休暇などの枠を秘書さんがうまく使ってくれて、月収は保たれた。しかし開業医が26日休んだら、利益が出ないどころかその月は赤字である。人件費も家賃も自動的に出ていく。

2020年は新型コロナのパンデミックで患者数が大きく減った。診療控えと感染防止策の徹底で感染症が激減したからだ。100年に一度の感染症爆発など予測がつくわけがない。このとき、ぼくの年収は前年の61％に落ち込んだ。この先、一体どうなるかとさすがに不安になった。とにかく開業医は働き続けなくてはならない。夏休みや正月休みを取れば、その分、ガクンと収入が減る。

経費でメルセデス・ベンツ

どうせ税金でお金を取られるなら、経費で高い車を買うという開業医も多い。医師会の集まりで医師会館の駐車場へ行くと高級車がずらりと並んでいる。ちょっと乱暴な計算をしてみよう。年に3500万円の収入があるとして、税金（所得税と住民税）はおよそ50％の1750万円である。そこで、500万円のレクサスを買う。収入は3000万円に落ちるので、税金は1500万円になる。250万円得した気分になるではないか。まるで、500万円のレクサスを半額で買ったようなお買い得感である（結局貯金は減っているのだが）。

ぼくもメルセデス・ベンツに乗っているが、何しろ運転が下手なので（特に車庫入れ）、大きな車に乗ることができない。したがって、小型の安いメルセデスがぼくの愛車だ。リッチな車はどれもデカくてぼくには運転できない。

節税対策も税理士さんと相談しながらやっている。大した金額にはならないが、少しは小遣い程度の「得」は出る。細かい話になるので、ここでは書かないでいいだろう。

もちろん、法律に従って正しい節税対策をやっている。勤務医は給料天引きなので、節税は無理である。普通の会社員と同じだ。

ちょっとこぼれ話を紹介しよう。一般病院でもメルセデス・ベンツに乗っている医者はいる。しかし大学病院の医者でメルセデスに乗っている人は、千葉大に関しては見たことがない。なぜなら、大学は人間関係が厳しいタテ社会になっているから、若いのにメルセデスに乗っていると、生意気だとその人の評価が下がるからだ。特に将来、教授の座を狙っている准教授は絶対に高級車に乗っていない。恭順の意を示しているというわけだ。

コロナで患者万来⁉

開業医は、出来高払いなので患者を診れば診るほど収入が上がる。一方、大学病院や一般病院の勤務医は、働いても働かなくても給料は同じだ。

コロナ第7波で2022年の8月は、医療制度は崩壊寸前だった。最前線で発熱外来を行っている医者からは悲鳴が上がった。患者家族は片っ端から発熱外来に電話を入れてみたものの、そもそも電話がつながらず、つながっても予約枠は一杯だと断られる状況だった。

非常に不謹慎な言い方かもしれないが、開業医の収益は大幅に上がったはずである。ぼくのクリニックは、発熱外来にたどり着けない患者が殺到したために、やはり患者数が大幅に増えた。例年8月は感冒などの感染症が激減するために、収益が大きく落ち込むのだが、2022年8月は、8月として開業以来過去最高の収入になった。これがいいのか、悪いのか、なんと書いていいか分からない。個人事業主は経営のことも考えなくてはならないが、世間に行き場のない患者が溢れるのは、医者としてつらかった。

一方で、発熱外来をやっていた勤務医はとことん疲弊するだけだったと思う。患者で溢れかえる外来と入院病棟で体力の限界まで働き、その結果、何の見返りもないというのは、あまりにも理不尽な感じがする。勤務医にも働きの量に応じたインセンティブを与えてもいいのではないか。

独立独歩か、寄らば大樹か

医師が辿っていく人生にはいくつもの道がある。大学の医局に所属していると、将棋の駒のように扱われることもないわけではないが、最終的には自分の意志が自分の進路を決める。収入の多寡だけで、生き方を決める人はあまりいないのではないか。最終的にはやはり生き甲斐を何に求めるかによってその人の人生が決まるのだから、開業医と勤務医の収入を比べることに、ぼくはあまり多くの意味を見出すことはできない。

独立独歩で生きたい人は開業医になればいい。自己責任である。寄らば大樹の陰で、安定と堅実を好み、そして難しい病気にも挑戦したいならば勤務医の方がいいということになる。

確かに贅沢な生活をしている開業医もいるようだ。しかしぼくは開業医になって収入が増えたものの、ライフスタイルは何も変わっていない。１００均も利用するし、カードに貯まったポイントも精いっぱい活用している。スーパーで食材を買うときも、値引きされたものに手が伸びる。

月並みな言い方になるが、お金だけが人生じゃないし、天国までお金は持っていけない。ただ、老後の不安はちょっと解消されたかな。この国に住んでいると老後はちょっと不安だから、それはよかった。

あのまま大学で働き続けていたら、経済的にかなり苦しかったろう。大学病院は労働に見合った賃金とか、ワークライフバランスとか、まだ一向に改善されていない。２０

24年4月から開始される「医師の働き方改革」が本当に実効性があるものになるかはまだ見通せない。自分の受け持ち患者が病棟に入院しているのに、週に1回アルバイトに出かけるって、ちょっと異常だと思う。

13　大学医局員・勤務医・開業医、楽しみは？

大学病院時代の最大の楽しみは……

みなさんは夢を見ますか？　夢というのは夜に見る夢のことだ。ぼくは毎日必ず夢を見る。そのほとんどが大学病院時代の夢である。大学を辞めて17年になるのに今でも手術をしている夢や実験をしている夢を見る。それくらいインパクトが強烈で自分の人生の根本にかかわった経験だったからだろう。

大学病院の仕事は、臨床・研究・教育と前に述べた。ぼくはそのすべてが好きだったが、研究が最も向いていたかもしれない。大学院で学んだ4年間でも、その後の医局員時代でも、ぼくは論文を書くのが大好きだった。論文というのはもちろん英語で、この業界で日本語の論文は論文と見なされない。だって日本人にしか読めないから。

英語論文を書くのが一体何が楽しいのかと、みなさんは思うかもしれない。それは知的興味が最高に満たされるからである。

研究をするということは、何か問題があってそれを解決しようとするということである。誰かがすでに結論を出していることを研究しても何の意味もない。つまり研究とは、世界の誰も知らないことを自分の手によって明らかにすることだ。

医学専門誌に投稿し、ハラハラ・ドキドキする

研究テーマは壮大であればあるほど、答えを出したときのインパクトは大きい。そういう研究成果は超一流の科学雑誌に採用される。『ネイチャー』とか『サイエンス』とか『セル』という雑誌の名前をみなさんも聞いたことがあるだろう。

ぼくは分子生物学という手法で小児がんの研究をしていたから、がんの専門雑誌に論文を投稿した。今なら電子メールでというところだが、昔は国際郵便だった。論文を送ると、科学誌の編集長が審査員に論文を回す。これを査読という。通常、査読は二人の研究者で行われる。「採用＝アクセプト」か、「改変して採用」か、「拒否＝レジェクト」かである。ちなみにぼくも40歳になった頃に、海外有名科学誌から査読を依頼され

たことが何度かある。

　この結果が国際郵便で戻ってくるまでハラハラ・ドキドキである。そしてある日、秘書さんから手紙を渡される。国際郵便なので、査読の結果だとすぐに分かる。封を切るときの緊張感。指がブルブルと震え、封筒から手紙を取り出すときのカサカサという紙の擦り合う音を今でも覚えている。

「I am glad to inform you that〜〜（あなたに次のことを伝えられてうれしい）」という書き出しならば、それは「採用＝アクセプト」である。天にも昇る気持ちとはこのことである。「よし！」と叫んで大谷翔平選手のようなガッツポーズが出る。

　一流誌に載るということは世界中の科学者が読んでくれるということだ。そして世界で誰も知らないことをぼくが解明したということだ。この快感は何ごとにも替え難い。

学会でスポットライトを浴びる！

　また、研究の成果は学会で発表することになる。学会発表もぼくは大好きだった。だって世界で誰も知らないことを、ぼくがドヤ顔でみんなの前で披露するのである。これが快感でないわけがない。特にぼくは日本小児がん学会（今は改称して、日本小児血液・

がん学会）で発表するのが好きだった。

この学会は、日本小児外科学会とは異なり、小児外科医だけでなく、小児科医も参加するし、基礎研究者も参加する。そうした人たちを前にしてスポットライトを浴びるのはこの上なく楽しかった。

また、学会友だちがたくさんできたのも、この小児がん学会を通してだった。うちの教授は、学会とは論争の場みたいな雰囲気をいつも身に纏《まと》っていたので、ぼくは学会で友だちなど作るべきものではないと思い込んでいた。ところがぼくが学会で目立つようになると多くの同年代の医師たちから声をかけられるようになった。

彼ら・彼女らはライバルであり、討論が終われば、友人になり得るのだと遅まきながら知った。昼の論戦が終わってからの、みんなで飲む夜のビールは本当にうまかった。今では親友と呼べる医師が全国に何人もいる。研究と学会活動は大学病院時代の最も楽しかったことである。

一般病院で臨床の腕を磨く

一般病院の勤務医の楽しみは、なんと言っても臨床に専念し経験を積み上げることである。外科医は内科医と比べて一人前になるのに時間がかかると前に述べた。外科医というのは職人のようなもので、やさしい手術から始めて、だんだんと難しい手術に挑戦していく。このプロセスが長い。外科学の教科書に書いてあるすべての手術をできるようになって外科医は一人前であろう。

大人の外科医ならば、食道がんの手術、肝臓切除の手術、膵臓切除の手術……こういうものをできるようになって初めて一丁前というところだろう。

小児外科医ならば、どうだろうか。先天性食道閉鎖、胆道閉鎖、小児がん……こういう手術ができて一人前と言えるだろう。

だが、大学病院では、こうした難手術はすべて教授が執刀する。われわれ下っ端は手術の助手を務める。そして手術の流れや細かい手技をすべて目に焼き付けるのだ。いつでも自分が執刀できるように準備をしておくわけだ。

こども病院などに出向すると、こうした手術を任せてもらえる。年間に行う手術の数は、大学病院もこども病院も同じくらいである。しかし医師の数がまるで違う。大学は10人以上の医者がいるが、こども病院は３人である。大学に比べて、経験できる手術数も全然違うし、任せてもらえる手術の内容もまるで異なる。

外科医の金看板

外科医は指導医（専門医を育て、指導する立場の医師）の資格を取得することにこだわりを持つ。要件として、メジャーと呼ばれる手術を一定数以上経験しないといけない。つまり指導医の資格を持っているということは、経験が豊富であることの証拠である。外科医の金看板だ。小児外科医が指導医を取るためには15年はかかるのではないだろうか。

大学病院にずっといてもメジャーの手術は回ってこない。指導医を取るためにも、出向先の病院で手術をたくさん行うことが重要になる。こんなことを言うと誤解されるかもしれないが、そもそも外科医は手術が好きである。手術が嫌いだったら外科医になっていない。大抵の外科医ははっきり言う。「手術は楽しいよね」と。

好きな手術がたくさんできて、さらに経験が上がっていくのだから、一般病院の楽しみは臨床をとことんできるということに尽きるだろう。

ただ敢えて一こと言っておくと、大学病院で行った1例の手術と、関連病院で行った1例の手術とでは、価値が違うとぼくは思っている。大学病院は1例1例をとても大事にする。手術前と手術後に症例検討会をみっちりやって、手術の悪かった点を徹底的にディスカッションする。症例検討会は、さながら道場のような雰囲気である。大学の1例は本当に血となり肉となる。

ぼくは常々思っている。手術とは経験である。しかし数ではないと。違う意見もあるかもしれないが。

5階から転落した子

32歳で沼津市立病院へ出向したときのことも忘れ難い。このときは、何と小児外科医はぼく1人であった。いわゆる一人医長というやつである。年間でおよそ200人の子どもの手術をした。多くは鼠径ヘルニア（脱腸）だったけど、先天性胆道拡張症、ヒルシュスプルング病、卵巣がんといったメジャーの手術も自分の判断で行った。助手として外科の先生に手伝ってもらったが、それはあくまでも助手のポジションとしてで、自分の責任で手術をやり切った。

自分1人ですべての責任を背負うというのはなかなかのプレッシャーだった。恥ずかしながら十二指腸潰瘍にもなったし、顔面に帯状疱疹が出たこともあった。すべてストレスである。自分の判断で子どもの命が右か左かのどちらかに行ってしまうというのは相当痺《しび》れる経験だった。

しかしぼくにはそれまで積み上げてきた経験があった。やはり先輩の行った手術や処置をじっと見て学ぶというのはとても大事なことである。教授はよく「オレは教えない。盗め」と言っていたが、経験を自分のものにすることで医師は伸びる。

沼津市立病院の1年で最も自分が患者の役に立てたのは、脾臓破裂の女の子だったかなと思う。3歳の女児がマンションの5階から転落し、病院に担ぎ込まれてきた。超音波検査とX線CT検査を行って、脾臓破裂ということが分かった。お腹の中で出血している状態だったのだ。幸い、脳に損傷はなかった。

みなさんは、こういうとき、どういう治療をすればいいか分かりますか？　大人だったら脾臓の摘出手術である。しかし子どもはそういかない。脾臓は大事な免疫器官なので、摘出するわけにはいかない。免疫機能が落ちると細菌性髄膜炎になったりする。

答えは何もしない。つまりベッド上安静である。ぼくは女の子の膀胱内にカテーテル（シリコン製の管）を入れて、ひたすら安静を指示した。自然と止血するのを待つのである。点滴を入れてモニターを装着して、夜遅くに帰宅しようとしたら夜勤の看護師さんがぼくの袖を引っ張って「先生、帰らないでくださいよ」と泣きそうな顔になったのが忘れられない。

結局この子は、脾臓からの出血は止まり、無事に退院した。5階から転落して命を取り留めるなんて奇跡のようなものである。

この1年はメジャー手術の数は全然大したことはなかったけれど、自分で判断し、結果に対して自分で責任を持つという立場にいたため、医師としてものすごく成長したように思う。関連病院の勤務医の醍醐味は、自分の手で患者の命を救うという実感にある。

開業医は自由だ！

では、開業医の楽しみはなんだろうか。それは自由を手にしたことと、自分の時間を持つことができたことだろう。

開業医はいい意味でも悪い意味でもお山の大将である。なにしろ「院長」である。自分の上には誰もいない。天を仰ぎ見ればスカッと青空が広がっている。こんな解放感はない。人が生きていく上で一番大事な価値観とは自由だとぼくは考えている。自由とはある意味では厳しいもので、その責任を引き受ける義務があるし、自由を貫く上で最も大切にしなければいけないのは他者の自由を守ることだ。

大学病院の医局を辞めて、寂しいことは山ほどあったが、自由を得たことは余りある喜びだった。とにかく医局員時代は不自由だった。不条理な無理難題が次々と上から降りてくるのだった。意味のない仕事、生産性のない仕事、自分の時間を削り取られる仕事を数え切れないほどやらされてきた。

そんな仕事を一々紹介していたら一冊の本になってしまう。とても書き切れない。だが1例だけ、笑い話としてここで紹介しておこう。

史上最大のブルシット・ジョブ

ぼくが講師を務めていたとき、ある日、教授に呼び出された。いつもの教授命令が下るのかと思ったが、もっとでかい話だった。悪い意味で。千葉大学の学長が命じた雑用がぼくの所まで降りてきたのだった。

学長は元々医学部の消化器外科の教授。定年前に、千葉大学の学長に立候補して見事当選。医学部だけでなく、全学部を統括する学長となった。その学長が、自分の教え子の業績をまとめて提出すると、なんとかの機関から表彰されるとのことだ。

で、学長は、医学部の学部長に「自分の教え子の業績を調べてくれ」と命令を出した。その教え子の一人が、小児外科教室が誕生するときに関わったY先生。ただし、Y先生は、関与はしたが、消化器外科教室に残り小児外科教室には参加しなかった。

業績とは何かというと、「Y先生が書いた英語論文を、誰かが自分の論文で参考文献として引用している」こと。引用されるというのは、この業界ではとても意味のあることだ。

で、医学部長は、「Y先生のことならば小児外科だ」として、うちの教授にその仕事を振ってきた。で、さらに教授はぼくにその仕事を振ってきたのだった。

はあ？　という感じである。Y先生の名前は伝説の人間として聞いたことはあるが、会ったこともなければ、どんな論文を書いたかも知らない。そもそも大昔の人なので、英語論文を書いたかも分からない。

それに、自分の書いた論文を誰が引用しているかなんて調べようがない（当時は）。

ぼくは教授に言った。

「そんなの、分かるわけありませんよ。世界のどこで誰が、Y先生の論文を引用しているか、分かるわけありません」

教授はムッとして「だから！　コンピューターかなんかで調べられないの？」

「そんなシステムはありません」

「でも、学長命令で、医学部長の命令なんだから、どうにかしろ。学長の表彰がかかっているんだ」

無理が通れば道理が引っ込むとはこのことである。ぼくは絶対無理とは分かっていたけど、一応、小児外科の図書室に行った。床から天井にまで巨大な書棚が並んでいる。そこに洋書が何十冊と並んでいる。英語やドイツ語で書かれた教科書を片っ端からめくっていった。Y先生は確か、子どもの消化管機能の研究をしていたはずなので、消化管の項目を丹念に見た。

念のために言っておくが、図書室で本を調べるのは日中ではない。日中はやるべき仕事が山ほどある。夕方の病棟回診が終わって夜になってから調べるのである。だけど、何冊本をひっくり返してもY先生の名前を引用している文献は見つからなかった。こんなことを毎日のように続けた。

雑用という名の雑用

するとある日、また教授に呼ばれた。

「どうだ、見つかった？」

「見つかりません」

「昨日、医学部長と話したんだよ。彼が言うんだ。ばかだなあ、そんなのY先生、本人に聞けばいいじゃないかって。君、それに気づかなかった？」

「はあ？　そんなの本人が知っているわけないじゃないですか？　教授だって、自分が書いた論文を誰が引用しているか知らないんじゃないですか？」

教授はそこで、ぼくを憐れむような表情になった。

「違うよ。そういうことじゃない。お前がY先生に直に聞いて、それでも分からなければ、学長も納得するという話だよ」

「……」

なんと。アリバイ作りである。ばかばかしいにも程がある。

そもそもY先生は、小児外科に所属したことはなく、学長の出身母体である消化器外科教室のOBなんだから自分で調べればよさそうなものである。なんで、このぼくが……。

ぼくは消化器外科教室に内線電話をかけ、Y先生の現在の職場を教えてもらった。よかった、まだ現役で地方の病院で働いていた。ぼくはその病院に電話をかけて、Y先生を呼び出してもらった。伝説のY先生と話ができると思うとちょっと緊張した。ぼくは自己紹介すると、さっそく用件を切り出した。

「先生、教えてください。先生の論文、誰が引用しているか、それを知りたいんです」

「ああ、いいですよ〜」

Y先生の声の印象は穏やかな好々爺《こうこうや》という感じだった。先生が続けて言う。

「私が書いた論文、いくつかありますが、何人かの先生の論文を引用しましたよ」

「あ、そうじゃなくて。先生が書いた論文を誰が参考文献として引用したのかを知りたいんです」

「……それは分かりません」

当たり前である。

「はい、そうですか。ありがとうございました」

これで一件落着である。

こういう何の意味もない雑用が大学病院には山ほどあった。「この世に雑用という名の仕事はない」という名言（いや、妄言）を残した某大学の教授がいるが、雑用は雑用である。患者のために一つも役に立っていないではないか。

「まるで母子家庭だわ」と妻に叱られても

開業医になってこういう意味のないことがなくなった。1日の仕事に占める臨床の割合は、大学病院30％、一般病院90％、開業医100％といったところだろう。開業医はまる一日患者に向き合っているので息が詰まりそうになるが、働く時間にケジメがある。その結果、自分の自由な時間が生まれる。

大学で働いていたとき、ぼくの妻は「まるで母子家庭だわ」と嘆いていた。確かに夕食を家族と一緒にすることはほとんどできなかった。病院で患者を診ているのであればともかく、こういう雑用をしていたとは妻も知らないだろう。

でも今は、違う。早ければ18時に帰宅することができる。大学だったら18時というのは、回診が終わって「やれやれこれから雑用を片付けるか」という時間帯の始まりである。それが家族と共に夕食を楽しみ、入浴を済ませれば、あとは寝るまで全部自分の時間である。まるで一日が2部制になっている。第1部は診療、第2部は自分の時間という具合である。

ぼくはその第2部を読書と原稿を書くことに充てた。今もこうして原稿を書いている。ときどき、つい、YouTubeも見てしまうが。

土日に開業医は釣りやゴルフに出かける人が多い。ぼくも若い頃はアウトドア派だったが、年齢が上がるにつれインドア派に転向した。壁一面本がぎっしり並んだ書斎で、読み、書き、見ていると、ここは天国かと思ってしまう。

本を書くことは趣味と実益を兼ねているが、それだけではない。医療という世界を飛び越えてさまざまな職種の人と会うことができる。自分だけが知っていて、それが唯一無二と思っていた価値観の外に、自分の知らない価値観が広がっていることも初めて知った。つまり人生が大きく拓けた。これが本を書くようになって一番よかった点である。友だちもできたし。

ではぼくが生まれ変わって人生がもう一度あれば、大学病院の医局員、一般病院の勤務医、開業医のどれを選ぶか。実はあまり迷わない。妻には申し訳ないが、やはり大学病院がいい。悪口もさんざん言ったが、大学での研究生活がぼくには一番合っているようだ。大学での教育もぼくはけっこう好きだった。

同じ医者と言っても、働く場所によってこれだけ仕事の内容が違うということが、みなさんに伝わったのではないだろうか。

14 「開業医」という学問はない

開業1年目はどの医者も未熟

11章で説明したように、医者というのは初期研修では広く浅く学ぶが、その後は自分の専門を決めていく。成人の内科といっても、内科全部を学ぶのは後期研修医の頃だけで、やがてアレルギーとか呼吸器疾患とか糖尿病とか腎臓病とかの専門に特化していく。次第に狭く深くなるわけだ。

外科も同じである。若いうちは何でも学ぶが、そのうちに、消化器とか呼吸器とか心臓血管とか乳腺とかに特化していく。消化器に関しては、さらに食道から大腸までの消化管と、肝臓・胆道・膵臓のいわゆる肝胆膵の外科に分かれていく。

大学の教授とか国立がんセンターの部長とかになると、食道の手術しかしないとか、膵臓の手術しかしないみたいになる。こうなるともう、完全に専門家の中の専門家なので、全国からセカンドオピニオンを求めて患者がやってきたりする。

では、自分の専門を極めたベテランの先生が開業医になると、最初からすべてうまくいくのであろうか？　そうではない。実は「開業医」という学問は存在しない。大学病院や一般病院で働いているときに、開業医とはどういう仕事をしていて、地域でどういう役割を果たすべきか、勤務医は考えることもないし、学ぶ機会もない。

つまり開業医は、開業医になって初めて自分の仕事を学んでいくということになる。もちろんそのベースになるのは、それまでの経験と知恵だ。だが、開業1年目はどの医者もまだまだ未熟な部分があるだろう。

開業の準備として2年勉強

もうちょっと具体的に説明してみよう。たとえば、大学病院とか一般病院で勤務医をやっていた大人の内科の先生が開業するとする。そのときに、「内科」「小児科」を標榜することがけっこうある。日本の法律では、医者は何科を標榜してもいいことになっている（麻酔科だけは別）。だが、この先生は、勤務医時代に子どもを診た経験はあるだろうか。答えは「まったくなし」である。だから開業直後は試行錯誤で子どもを診ていくことになる。

同じように勤務医の耳鼻科の先生が、子どもを診た経験はあるだろうか。答えは「あるけど、それほど多くない」である。確かに、地方の公立病院の医師であれば、子どもの中耳炎をけっこう診るだろう。しかし、大学病院や都会の中核病院である公立病院の医師が診るということはあまりない。特に大学病院ではほぼない。開業している耳鼻科のクリニックには子どもが溢れているが、子どもの診療に関して耳鼻科医は、開業してから腕を上げたという部分はあるだろう。

内科の先生が内科で開業しても、得意なのは自分の専門領域で、他の分野は診療を走らせながら学ぶということになる。

だから新規開業のクリニックがいいクリニックかというと、それはなかなかイエスとは言い難い。研修医を終えた医師が10年、15年かけて一人前になるように、開業医が開業医として一人前になるには時間がかかる。

ぼくは自分のことを一人前と言っていいか分からないが、今でも患者家族に質問されて答えられないこともある。こういうときは宿題にして文献を調べたり、仲間の開業医に知恵を貸してもらったりする。つまりぼくもまだ学びの途中だ。

開業スタートからいい医療をするためには、やはり準備が必要だろう。自分は何を苦手にしているのか、何を分かっていないかを自分に問いかけてよく勉強しておくことが重要になる。

ぼくの場合、2年間くらい準備をした。小児科の教科書（英語と日本語）をけっこう読んだ。中にはかなり実践的な本もあった。たとえば、『開業医の外来小児科学』（南山堂）。これは1000ページを超す大著で、開業医のために作られた本だ。だから心臓病の詳しい説明などは書かれていない。開業医が先天性心疾患を治療することはあり得ないからだ。その代わり、外来でよく診る感染症のページが延々と続く。これが実に勉強になり、役立つ。「開業医」という学問はないと述べたが、小児科に関して言えば、この本が開業医の教科書かもしれない。

人体実験は不可欠です

それからこの20年くらい、いろいろな疾患に関してガイドラインが発表されている。ガイドラインとは標準治療を述べたものである。患者によっては、「標準」ではなく、

「特上」の治療をしてほしいと要求する人がいるが、これは言葉の誤解である。

標準治療とは「並」という意味ではない。科学的根拠（よく言うエビデンス）に基づいた治療のことである。したがって標準治療に則って、基準にそった治療をしていくことが最上の治療法と言える。ここは間違わないでほしい。

では、エビデンスとは何かというとちょっと説明が必要であろう。新型コロナの感染流行で、今や政治家までもがエビデンスという言葉を乱発している。だが、そのエビデンスという言葉の使い方は医学的には間違いである。政治家が言っているエビデンスとはデータのことである。「エビデンスがない」というのは、「データがない」の間違いである。

医学界におけるエビデンスにはランクの低いものから、ランクの高いものまで幅がある。最もランクが低いものは、「権威ある医学者の個人的な意見」である。一方、最もランクが高いのは、新型コロナに感染した患者をA群とB群にランダムに分けて（ここがポイント）、ワクチンを注射するか、生理食塩水を注射するかして、その結果、入院になった数や死亡者の数を比べる研究のことだ。さらに言えば、そういう研究を多数集めたものが最上のエビデンスになる。

それではは人体実験ではないかと思う人もいるだろう。その通りである。エビデンスを得るためには人体実験が必要なのである。1000人の健康な大人に新型コロナワクチンを接種して、そのうち〇%が発熱した……というのはデータであって、エビデンスとは言わない。

こうした臨床研究（治験という）は、研究に参加してくれる患者がいて初めて成り立つ。ボランティアとも言える。ある意味で、患者に少なからず犠牲を強いる。そうまでして手に入れたエビデンスなのだから、医師はその結果を重く尊重すべきである。

小児科領域でも耳鼻科領域（特に中耳炎）でも、疾患ごとにガイドラインが世に出ている。こうしたガイドラインを、開業医はしっかりと押さえておかないといけない。ところが、あんがい我流の治療を行っている医者がいる。どういうつもりなのか、ぼくにはよく理解できない。内科の先生や耳鼻科の先生が、子どもの診療を行うならば、そうしたガイドラインをしっかり守ってほしい。ぼくなんかガイドラインから外れた医療は怖くてできない。

患者の側からすると、医師がガイドラインを守っているかまず分からないだろう。そこはなかなか悩ましい問題だ。ぼくは診察室の本棚にガイドラインや教科書を並べていて、患者家族から同意を得るときに、そうした本を広げて当該部分を読み上げて説明することがある。これは患者にとってどう映るのだろうか。

さすがに患者家族もネット情報よりも、医学書に書いてあることの方が正しいと思っているだろう。だから本を見せられて納得するかもしれない。しかし一方で、アンチョコを広げて診療をしている頼りない医師に見えるかもしれない。これは患者家族に聞いてみなければ分からない。

家族を支えるという仕事

開業医の仕事は「医療」が大半だとしても、「家族を支える」という一面も重要である。開業当初、ぼくはそのことを十分に分かっていなかった。開業したての数年は、ぼくは自分の存在を「単に近所の医者」「風邪のとき薬を出してくれる医者」くらいにしか認識していなかった。ま、自分の存在をその程度だと思っていたわけである。

だが、患者家族と何年も付き合ううちに、自分の仕事は「医療」だけではないと分かってきた。家族にはいろいろな形があって、いろいろな悩みがある。分かりやすい例では不登校の問題とか、体罰になりかねないしつけの問題とか、リストカットなどの自傷の問題とかである。本来こういうケースは児童精神科に紹介したり、保健福祉センターに相談したりするのが正しいのだろう。

だが、家族の話をよく聞いてみると、ぼくから答えをもらいたいと言われることがある。そうか、こんな自分でも頼ってくる人がいるのか。不登校の問題など、医学雑誌の特集号で勉強したりするのはもちろんであるが、そこに書かれた文字の力には説得力がないとぼくは感じる。結局、医者の人間力みたいなものが試されるような気がする。

だからそうした家族には時間を使って、真正面から付き合う。待合室が激混みのときは、後日ゆっくり話そうと別の日に来てもらう。そこで誠実に家族に向き合えば、ぼくが言ったことが１００％正解ではなくても、家族にとって何かのヒントにはなったりしているように見える。かかりつけ医は、家族の悩みに答えなくてはならないということを、ぼくは何年もかかって学んでいった。

「家族を支える」というのは、小児クリニックでも大人のクリニックでも同じく大事なことだろう。逆に言えば、「診療」だけをしている医者は、いいかかりつけとは言えない。患者が医者を選ぶときに見きわめるポイントはその辺にあるのではないだろうか。

ぼくなんて、まだまだ鼻垂れ小僧——と言う世界

そういう意味から言っても大ベテランの開業医は悪くない。人生経験の豊富な医師は、家族の問題を解決する経験知がある。ぼくなど、まだまだ鼻垂れ小僧だ。人生の深みを知るのはこれからだ。

新規開業のピカピカのクリニックは患者家族には魅力的に見えるだろう。だが実は「開業医」としてはある意味、まだまだこれからの医者である。地域にしっかりと根を下ろした、ちょっと歳のいった医者の方がトータルで考えて患者には頼り甲斐があるだろう。

最後に蛇足をちょっと。大学病院の教授は定年後に、再就職することがほとんどだ。公立・私立の大病院の病院長になったりする。だがぼくは、定年後に開業医になった先生を知っている。白い巨塔に定年まで君臨した人が、地域の開業医が務まるのか、ぼくにはちょっとイメージが湧かない。患者からすれば、元教授なんていう肩書きは何の意味もない。その元教授先生にはかなりのカルチャーギャップがあるのではないだろうか。どんなふうに思っているのかぜひ話を聞いてみたい。

「開業医」という学問が存在しないというのは、患者家族からするとちょっと残念な話

だったかもしれない。医者を育てるのは患者という言葉があるが、開業医に関してもそれは同じと言ってよさそうだ。「医療」のこと以外でも疑問は何でもかかりつけ医にぶつけて、医師を育ててほしい。そうやって真の開業医は誕生していくのだろう。

15 女性は医師に向いているか？

かつては男だらけの医学界

以前に比べて女性医師はかなり増えた。ぼくが医学部に合格した1981年は、1学年120人のうち、女子学生は12人だった。当時はこれくらいの割合が普通だった。ところが、最近では入学生の約30％が女性である。なぜ昔は少なく、今はこれほど多くなったのか。はっきりした理由は不明だが、考えられることはいくつかある。

昔は、医者の世界というのは体育会系のマッチョな雰囲気が色濃くあった。なにしろぼくが幼少の頃、近所で開業していた老医師は軍医出身という噂だった。年齢を考えればこの噂は本当だろう。威圧的で怖い感じの人だった。まさにお医者様という感じである。

昭和のテレビドラマ『白い巨塔』の財前五郎教授は田宮二郎が演じていた。男臭さ全開というところだろう。平成になってからはトレンディー俳優の唐沢寿明が、令和になってからは旧・ジャニーズの岡田准一が演じるようになった。この差はデカい。昔は、医学部というのは男の入る所という感覚があって、女性には不人気だったのだろう。

また解剖実習というのも女性にはハードルが高いかもしれない。今でも女子学生の割合が50％にならないのは、この実習のせいかもしれない。みなさんは解剖実習というと、ご遺体のお腹を開いて内臓を確認してお終い……くらいにしか思っていないのではないか。そうではない。人体を構成するすべての筋肉・骨・血管・神経・内臓をすべてあらわにしていくのが解剖実習である。全てが終わるまでに1年近くかかる。

ぼくの同級生の女子学生は、1年間一切ご遺体に触れなかったらしい。ただ、その女子学生はメッチャ優秀だったので、彼女の指揮にしたがって男どもがご遺体にメスを入れていたのだという。

女子の合格者を減らそうと、英語をやめようとした！

医学部時代、ぼくの同級生に関して言うと、女子学生はおしなべてみんな優秀だった。

これは医学部に限らずに、一般的に女性の方が、男性より勉強ができるのではないか？小学生くらいの頃は、男子の方が圧倒的に算数が得意だが、10代の終わりになっていくとそういう差は消えていく印象だ。それが分かったのが、千葉大医学部の受験科目に初めて英語が採用されたときである。これを機会に一気に女子の合格比率が上がった。つまり女性医師が増えた理由は英語の導入にある。

その頃、医学部の教授会は相当な危機感を持っていたという話をぼくはこっそりある教授から聞いたことがある。女性は確かに優秀であるが、体力では男に負ける。外科医なんて半分は体力仕事である。特に整形外科とか脳神経外科はそうだ。このままでは将来外科医のなり手が減るのではないかという心配から、英語を試験に課すことを取りやめようかという意見も教授たちの間にはあったらしい。

だが時代の流れは止められない。今では、文系も理系も二次試験に英語があるのは当たり前である。千葉大医学部もその流れを尊重して今に至っている。

外科系診療科を志す学生が減るのではという心配は確かに現実になった。しかし、教室を維持できないほど少なくなったわけではない。予測通り、女性はメジャーな外科教室に入局することは非常に少なかった。

２０２０年の厚労省の資料によると、女性医師が従事する診療科のトップ7は、内科（14・8％）、小児科（8・8％）、眼科（7・2％）、皮膚科（6・7％）、産婦人科（6・1％）、麻酔科（5・7％）、精神科（5・3％）の順である。大学病院の皮膚科医というのは実は手術もやる。皮膚科・眼科・産婦人科と意外に外科系へ女性が進出していることが分かる。

別の見方をしよう。これを一つの診療科の中での男女比で見ると、皮膚科・産婦人科・眼科・麻酔科は女性の比率がおよそ40～50％となる。なお、外科の中でも乳腺外科は女性の比率が50％に近い。

医師の総数は32万３７００人。男が24万９８７８人で、女が7万３８２２人である。女性の割合は22・８％で、この数字は着実に増加傾向である。

https://www.mhlw.go.jp/toukei/saikin/hw/ishi/20/index.html

男性医師が治療すると死亡率が上がる？

先日、うちのクリニックで12歳の女の子を診察していた。腹痛を繰り返す患者で、ときどき通院してもらって整腸剤などを処方していた。ちょっと不定愁訴的で、メンタルが弱そうな子だった。その日も女児にベッドに横になってもらい、ぼくが腹部の触診を済ませると、母親が言った。

「先生、この子は男性が苦手なんです。特にそうやってお腹を触られるのがイヤなんです」

ガクッときた。それなら触る前に言ってほしい。まるでぼくが不躾《ぶしつけ》な医者ではないか。早速、大学病院の小児外科の女性医師に紹介状を書いた。

千葉大病院の小児外科は昔からは考えられないくらい女性医師が多くなった。優秀な医師が揃っている。実は、女性医師の方が、男性医師よりも、治療を行ったときに患者の死亡率が低いというデータがある。

2018年に『アメリカ科学アカデミー紀要』という一流雑誌に、フロリダ州の研究チームがデータを公開した。1991年から2010年に救急外来に搬送されてきた50万人以上の心筋梗塞の患者の救命率を調べたところ、女性医師に治療を受けた患者の死亡率は、男性で11・8%、女性で12%であったのに対し、男性医師に治療を受けた患者の死亡率は、男性で12・6%、女性で13・3%であった。女性患者を男性医師が治療する組み合わせが一番、治療成績が悪かった。

男性医師の方が「医師」アタマ？

この論文は医療界で当時かなり話題になった。実は女性の方が医師に向いているのではないか。何人もの専門家がその理由の分析結果を発表したりした。

正確な理由は誰にも分からないが、ぼくなりの解釈をまとめてみたい。まず、女性は概してコミュニケーションの能力に長けている。6章で述べたように、患者として母親はコミュニケーションが上手である。これは当然、医師というポジションにあっても同じことである。女性医師が患者の話を丁寧に聞くのに対して、男性医師は「医師」アタマなので、患者の話を遮る傾向にあるという指摘もある。

前にぼくは臨床ではパターン認識が重要との考え方があると述べた。男性の方が自分の経験に固執しパターンにこだわる傾向があるのではないだろうか。一方、女性医師の態度は柔軟な傾向がある。ここに違いがありそうだ。

次に言えるのは、女性は概してまじめであるということだ。では男性がふまじめかと言うと、そういうふざけた研修医をぼくは見たことがある。女性の方が常識をわきまえ、コツコツと文献を調べて勉強するように思う。したがってガイドラインを忠実に守るのは女性医師の方ではないだろうか。

男性医師は（全員ではないが）、勘とか度胸で手術をしたりすることがある。女性医師の方が事前の予習をきっちりやってから手術に臨むようにぼくには見える。女性の方が「臆病」な人が多いから、これは大変いいことだ。手術に蛮勇は無用である。

女子学生入試差別事件

では、もっと女性医師を増やした方が患者のためではないか。ところが、私立大学の医学部では女性差別が行われていたことが明るみに出た。2018年に東京医科大学で裏口入学にまつわる贈収賄事件があった。このときの捜査で、女子や多浪生に対して一律に減点していることが明らかになった。女子差別は順天堂大学や昭和大学医学部など10大学でも発覚した。

なぜ大学はこういう点数操作を行ってまで女子を締め出そうとするのだろうか。理由は明確である。女性医師は結婚や出産を機会に仕事を辞めてしまうことがあるからだ。ぼくもそういう女性医師を何人も見てきた。

医師という職業は一人前になるのに時間がかかる。それまで、上医は熱心な指導を続ける。また医師は患者から学ぶ部分も多く、ある意味患者にがまんをしてもらって、その代わりに医師は一人前になっていく。上に立つ医師からすれば、ようやく一人前に育てたところで辞められたら堪らないし、医師には患者に対する恩返しとして働き続ける義務もあるようにぼくは感じる。

それが女子差別の本音であろう。しかしながら差別は当然のことながら許されない。はっきり言って犯罪である。

ではどうしたらいいのか。2019年になって働き方改革という政策が掲げられ、医師の勤務の仕方も変わろうとしている。千葉大病院の小児科の教授は、「今までの医師のキャリア形成はハシゴを昇る形、これからはジャングルジムの形」と言っている。

かつては自分の専門をひたすら極めるように上に向かって進んでいたが、これからの医師は男も女も、親の介護や出産・育児で仕事から離れる時期を経験する。一直線のキャリアアップの時代は終わり、登ったり、降りたり、あるいは少し横に行ったり、そうやってキャリアを継続していかないと医師という仕事が持続可能にならないという考え方だ。ぼくもまったくその通りだと思う。そうした働き方を通して女性の活躍の場は増えていくだろう。

医療界のジェンダーギャップ

文科省によれば、2021年、医学部の合格率は女子13・60%、男子13・51%と、初めて女子が男子を上回ったそうだ。日本は欧米に比べて女性医師の割合が低い。整形外科や一般外科などでどこまで女性が活躍できるか課題はあるものの、あと10年、20年と時間が過ぎれば医療界の姿も変わるのではないか。

いや、その頃には、政治・経済・文化・家庭とあらゆる面で我が国のジェンダーギャップは解消に向かっているのかもしれない。日本小児外科学会の理事会には女性枠が設けられている。いつか、それすら必要なくなり、会員の数も理事の数も男女半数ずつの学会になっている姿をぼくは見てみたい。

16　名医はどこにいる？

全国に名だたる開業医は？

患者の立場からすれば、名医といわれる医者に診てもらいたいだろう。だが、残念ながら、開業医にゴッドハンドといわれる名医はいない。開業医の仕事の一つは、ヤバい病気をまだそこまで進行していないうちに見抜き、大きな病院へ紹介することにある。つまり開業医にできることは的確な診断までで、難しい病気の治療を自分で行うことはない。

では、難しい病気を大きな病院で治してもらうとき、名医をどうやって探せばいいのだろうか。この問いに対して内科と外科に分けて考えてみよう。

内科は外科に比べて一人前になるのが早く、一人前になったあと、そこからの臨床的な成長は徐々に頭打ちになる。中堅からベテランの内科医が深めるのは臨床の腕というより、学問的な見識と人間的な成熟であろう。診断がつけば治療を行うわけだが、内科医にはオリジナルの必殺技みたいなものは通常ない。ガイドラインにしたがって着実に治療を進めていくのがいい内科医だ。したがって、全国に名だたる名医のような人はあまりいないというのがぼくの意見だ。

生涯をかけて名医になっていく外科医

一方、外科医は生涯をかけて修業の道を歩んでいく。一人前になるのにも時間がかかるし、そこから先、奥義を極めるまでさらに時間がかかる。外科医は技術を磨けば磨いていくほど、自分が専門とする領域が狭くなっていく。一点に集中して究極を目指すからだ。

たとえば、膵臓がんの場合、膵臓が十二指腸に接する部位（これを膵頭部という）のがんが最も難しい。手術の術式は膵頭十二指腸切除と呼ばれ、外科医にとって最も難易度の高い手術の一つになる。

また、肝臓がんの場合は、肝臓の中央で、胆道が十二指腸につながっている部位（これを肝門部という）のがんが最も難しい。肝門部がん切除術も、外科医にとって最も難しい手術の一つである。

こういった難手術を多数行っている人は、大学病院の教授とか、東京で言えば、国立がん研究センターの外科部長とか、がん研有明病院の外科部長くらいしかいない。ただし、大学病院の外科教授ならば誰でもいいというわけではない。『大学病院の奈落』（高梨ゆき子・講談社）という書籍に詳しいが、かつての群馬大学医学部附属病院の肝臓外科のレベルはお粗末としか言いようがなかった。何十人もの患者が手術で亡くなった。

だから読者のみなさんが、不幸にして肝臓がんや膵臓がんになったら、難手術を多数行っている外科医にセカンドオピニオンを求めるかもしれない。そして場合によっては、転院して、名医と呼ばれる外科医に手術をお願いするだろう。内科系の病気ではそういうことはあまりないはずだ（ただし、希少疾患は別）。

外科医は血に弱い!?

手術がうまいとはどういうことだろうか。それは、失敗を含めた経験である。我が国の外科は30年くらい前からカメラ（内視鏡）を使った手術が少しずつ広がっていった。

最初は胆囊摘出術（胆石の手術）が対象だった。新しい手術が導入されるとき、ある意味当然であるが、誰もが失敗を経験する。患者には申し訳ないが、そこで学んだことを糧に外科医は成長する。

ぼくは以前に学会で、内視鏡手術のエキスパートの先生がビデオを使って講演したのを見たことがある。その内容は、過去の自分の失敗シーンを編集して集めたものであった。当然それは自戒を込めて作ったのだろう。そして若い医者に戒めとして見せたかったのだろう。ビデオの内容は強烈だった。血管を誤って切断し、血液が噴出する場面が続出するスプラッタームービーみたいなものだった。

外科医は血に弱い。うまい外科医とは血を出さない外科医である。したがって血を見るのは大嫌いである。だからぼくはこのビデオを見て心臓がバクバクしてしまった。こうした失敗を積み重ねたから、この先生は名人と呼ばれているのだ。

外科の治療は一定の確率で必ず想定外の難しい状態にぶつかる。そういうときに、どう対応するか。予想外のトラブルに見舞われたときに、どう切り抜けるか。誰にも思い付かないような画期的なアイデアを思いつく外科医が名人であろうか。そういうアイデアは無からは生まれない。やはり経験がすべてである。過去に失敗した経験が、難局を打開する糸口になる。

手術を任せて安心なのは、若くて勢いのある上昇機運の外科医ではない。酸いも甘いも嚙み分けたような、中堅以上のおじさん・おばさん外科医がいい。ベテラン医は、たくさんの失敗の経験を積んでいる。それが実力につながっている。

ただし、である。ここでちょっと一段階深い話をしておく。たくさんの失敗や合併症を経験した医師は、少々の失敗に慣れてしまうことがある。分かりやすい例を挙げてみよう。若い研修医が点滴を入れようとして失敗したとする。その医者は「申し訳ありません」という思いで患者に謝るだろう。しかしベテランになると、「これくらいよくあること」と考え、患者の痛みを分かろうとしないことがある。もっと複雑な処置や手術でも同じことである。

またベテランの医師は経験が豊富なために患者の予後（先の見通し）が分かってしまう。だからかんたんに諦める。その点、若い医師はごくわずかでも可能性があれば、その可能性にかけて熱心に治療を続けることがある。つまり患者家族の気持ちに寄り添えるのは、若手医師の方かもしれない。臨床の「腕」と「心」が揃っていることが、本当の意味で実力のあるいい医者であるが、そういう医師に巡り合うのは患者からするとちょっと難しいかもしれない。

手術がうまいのは中堅か超ベテランか？

では、勢いのある中堅の外科医と、定年退官が近い超ベテランの外科医ではどちらが手術を上手にやるか。これはなかなか一概には言えない。超ベテランの先生はもうメスを持たないで管理職だけをやっているというパターンもあるし、その人のモチベーションの問題もあるだろう。

ちょっと思い出話を挟んでおく。ぼくが最初に仕えた教授は、65歳になり定年退官を控えていた。そこで最終手術が組まれた。大学というのはこういうイベントが好きである。患者は生後6か月のヒルシュスプルング病。生まれつき腸の壁の中に神経がなく、腸が動かず、腸閉塞を起こした状態で生まれてくる病気だ。まず生後すぐに、神経のある部分に人工肛門を造り、生後6か月まで育ったら根治手術をする。神経のない腸を切除して、神経のある正常の腸を肛門付近に持ってきてつなぐのだ。

こう書くととても簡単に聞こえるかもしれないが、この手術は実はとても複雑。ここで説明しても話が延々と続いてしまうのでやめておく。で、教授はその手術を執刀することになった。誰が手術の助手を務めるか医局会議で話し合いになったが、なんと助手に過ぎない若手のぼくに白羽の矢が立った。

教授の手術は見事の一語に尽きた。ここ2、3年は手術をやっていないはずだし、そもそも教授は小児がんの手術が専門で、ヒルシュスプルング病の手術をやっている姿をぼくは入局以来一度も見たことがなかった。

ところが教授の手は流れるように動き、あっという間に手術を終わらせてしまった。こんなに鮮やかなヒルシュスプルング病の手術を見るのは初めてだった。

「ああ、やっぱり、教授って教授なんだ」

ぼくは心底そう思った。

うちの教授は研究よりも臨床に生きた人だったから、並はずれて手術がうまかったのかもしれない。だけど、長く外科医を続けるというのは、山の頂に立つようなものだと痛感した。この辺はちょっと内科医とは異なる。超ベテランの内科医というのは、学問的業績がマックスになっている人のことを言うのだろう。

怖い病気は軽症患者に隠れて見えない

最初の開業医の腕前について話を戻すと、開業医に何かとてつもない治療手技を求めても、それは無いものねだりである。開業医のところを訪れる患者の95％は、診断に迷わない患者である。ほとんどが軽症と言っていい。だが、一見軽症に見える患者の中にも、怖い病気が隠れている。

軽症患者が多いから、怖い病気は隠れてよく見えないとも言える。藁《わら》の山から一本の針を見つけ出すような作業だ（ちょっとオーバーか）。毎日、朝から夕方まで多数の患者が押し寄せる中、放っておけない病気を見つけ出すというのは決して簡単ではない。一日中、集中力を持続させることが重要だ。それができれば開業医として十分に合格である。

開業医は名医でなくてもいい。

17 医師は看護師をこんなふうに見ている

看護師から「がきんちょ！」呼ばわりされた研修医時代

医者にもいろんな人がいるように、看護師にもいろいろな人がいる。大学病院に勤務していたときは、本当にさまざまな人を見た。時代が違うと言ってしまえばそれまでだが、ぼくが研修医だったときの、研修医に対する看護師の態度は本当に「上から」だった。患者の親の前で怒鳴られたことや、滅菌操作のために手を消毒していたら床が濡れて、「がきんちょ！」呼ばわりされたこともあった。

なぜ当時の看護師は研修医に暴言を吐いていたのだろうか。それはおそらく、先輩の医師たちが研修医を粗末に扱うから、看護師には研修医がダメな医者に見えたからだろう。つまり研修医を見下していたのだと思う。

ぼくは看護学という学問を学んだことがないので、分かっていないない部分があるかもしれないが、大学病院の看護師には「看護師は医者の下働きではない」という強いプライドがあったように感じる。別にこっちも上下関係を持って接していたつもりはないが、外科医の回診につくことを看護師たちは嫌がっていた。

外科の回診は、患者を診るだけでなく、ガーゼ交換という重要な仕事も含まれている。看護師にその補助をしてもらうのだが、「それは看護ではない」というのが看護師たちの言い分だった。

あるとき、看護師のリーダーから「回診にはつきません。ガーゼ交換の補助は研修医にやってもらってください」と言われたこともあった。もちろん、医師たちは激怒して「患者の創部を診るのは、看護師の重要な仕事だぞ！」と言い返し、結局看護師が回診に付かなかったことはなかった。うちの教授も「看護師はすぐに医者と離れて仕事をやろうとする。それじゃ、外科の病棟は務まらん」と苦々しい表情で怒っていた。

子どもを管理しようとする看護師

また、患者を管理することにこだわる看護師もいた。小児がんの治療は最低でも1年、場合によっては2年の治療になる。その長期入院を子どもは母親と共に狭い空間の中で過ごす。子どものストレスは計り知れない。

　ぼくが小児がんの責任者になった頃、病棟での生活にあまり細かなルールは作っていなかった。治療が円滑に進み、抗がん剤の副作用でトラブルさえ起きなければ構わないというのがぼくのスタンスだった。

　だが、大部屋のがん病室で、他の子のベッドに上がって一緒に遊ぶ子を見つけると、「感染リスクが上がる」と強く家族を叱る看護師がいた。こういうことは、看護師の独断ではなく、ちゃんとぼくと打ち合わせてほしかった。遊びを咎められた子どもの父親が、夜の回診のときに顔を真っ赤にしてぼくに抗議をしてきた。怒りで唇が震えていた。

「あれもダメ、これもダメって、この子たちの生活をどう考えているんですか！　1年以上、自由がないんですよ。何か一つダメというなら、何か一つ遊びを与えてください。看護師がどういう考えなのか、明日、師長と話をさせてください！」

　こんなに怒った表情の人は初めて見た。それはそうだろう。自分の子どもは命を失う可能性があるのだ。我が子が不憫でしかたないだろう。管理だけされれば親としては腹が立つだろう。結局この件は、病棟の（当時の）師長が人格者だったため、父親と実のある話をすることができて、その後の関係はとてもよくなった。だが、現場の看護師に思いやりの気持ちが欠けていたことは否定できない。ぼくもその看護師にひとこと言いたかったけど、がまんした。

忙しすぎた小児外科病棟

大学病院で働いているということで、看護師たちは高邁な理想を持ち、それを追求しようとしていたのかもしれない。それに当時の病棟はあまりにも忙しすぎた。きちんとしたNICUがなかったので、人工呼吸器を付けた赤ちゃんの術後管理を一般病棟でやることもしょっちゅうだった。大人の病棟ではあり得ない。成人病棟ではそういう重症患者はICUに入れる。

また、小児がんの患者が多すぎた。この子たちは抗がん剤の影響で食事がまったく取れなくなる。すると心臓に入っているIVH（中心静脈栄養）カテーテルから、高カロリーの糖やアミノ酸を注入することになる。この薬剤の調整が看護師には相当な重労働だった。

看護師たちは自分の理想とする看護が実現できないことや、多忙を極める看護業務に精神的な余裕がなかったのかもしれない。ぼくが研修医のときには気づかなかったが、大学病院の看護師は若い人が多い。そうした若さは時として、プロとして未成熟な思考や態度になっていた可能性がある。若い頃の自分があらゆる面で未熟だったので、分かる気がする。

そんなこともあり、大学の病棟の医師―看護師の人間関係はかなりギスギスしていた。これが当たり前ではないと知ったのは、31歳から33歳まで関連病院に出向して、いろいろな病院の看護師の姿を見たからだ。

詳しい話は割愛するが、病院によって看護師のキャラクターは大きく変わるというのは、思いもよらない発見だった。ただし、変わるとは言ったけど、関連病院の看護師がすべてすばらしいと思った訳ではない。あくまでもいろいろなスタイルがあり、いろいろな人がいると知ったという話だ。

看護は「手」で「見る」

では、いい看護師とはどういう人を言うのだろうか。これはなかなか難しい。

ぼくは医師としてだけではなく、何度も入院経験があるので、患者として看護師をずいぶん見てきた。読者のみなさんも、入院したときに、最も患者のそばにいてくれるのは、医者ではなく看護師だと知っているだろう。

入院患者というのはけっこう孤独で、手術を控えてただひたすら病室でその時を待っているとか、術後の床上安静でひたすらベッドに横になっているとか、行動を制限されてつらい時間を過ごしていることが多い。そんなときに、看護師がバイタルチェック（血圧や脈拍の測定）に来てくれると、実に心が休まる。

では、満面の笑顔を振りまき、明るさ一杯ではあるが、点滴を入れるのが上手でない看護師と、無愛想で事務的な言動しかとらないが、点滴を一回で入れてくれる看護師とでは、患者にとってどちらがいい看護師であろうか。

ぼくは断然、満面笑顔の看護師の方がいい。患者の前で満面の笑顔を作れるのは、その看護師が患者に対して思いやりがあるからだ。もちろん、地の部分が表に出るのだから、その笑顔は作ったものではないと思う。だけど、３６５日明るい顔をしているのは、それはそれで努力が必要だろう。

看護師の「看」という字は、「手」と「目」でできている。手で触れて、よく見て、初めて看護ができるわけだ。でもぼくは、触れることも、見ることもしてもらえなかった看護師に出会ったことがある。

手術で入院したときのこと。術後、ぼくの左手首に点滴が入っていた。深夜に手首の痛みで目覚めた。左手首を見てみると、ぶっくりと腫れている。触ると痛い。これは静脈炎を起こして、血管の外に炎症が波及している状態だ。ぼくはナースコールを押した。

病室に現れた看護師は「どうしたんですか」と表情を動かさずに聞いた。その表情を見てちょっとイヤな予感がした。ぼくは、手首が痛くて静脈炎を起こしかかっていると思うと答えた。看護師はピシャリと言った。

「静脈炎なんて起こしていません！　松永さんが肘を曲げるので点滴の落ちが悪かったんです。だから点滴のスピードをさっき上げたんです。少し緩めます」

「……」

見てもくれないし、触ってもくれない。なんて事務的な対応なんだ。

翌朝、日勤の看護師が笑顔で病室に入ってきた。ぼくは手首が痛くてたまらないことを話すと、「あ、これはいけませんね。すぐに抜きますね。刺し替えましょう」と言ってくれた。その看護師は点滴を入れるのが上手ではなかったが、思いやりのある人だった。

なお、ぼくの左手首は退院後、１か月腫れていた。

看護師1年目で出会った末期の患者

手技が下手でも笑顔の看護師。点滴が上手だけど事務的な看護師。ぼくは二つの極端な例を挙げたが、看護師経験38年のぼくの妻に尋ねたところ、そういう問いの立て方自体が間違いだと言われた。

妻が看護師になって1年目、20歳のときに、彼女はターミナル病棟に配属された。そこで彼女は今でも忘れられない患者に出会った。

その患者は29歳の女性。末期の胃がんであった。生後2か月の赤ちゃんがいるという。個室のその患者は南向きの窓に向かって横になっていた。看護師が入室しても医師が入室しても、背を向けたままで決して振り返らなかった。妻はその患者のケアを続けたが、一度も顔を見たことがなく、声を聞いたことも一度もなかった。

忘れがたいのは、その患者がなぜか毛布から膝下を出していたことだ。その脚が透き通るように白く、血管が浮き出ているのがよく見えた。ターミナル病棟にいるのだから、この患者には死が迫っている。看護師1年目であってもさすがにそのことは彼女には分かっていた。

なぜ、この患者は誰とも喋ろうとしなかったのか。それは生に絶望していたからだろう。幼な子を持って、その子の行く末も心配し悩んだであろう。この世の不条理を感じて自暴自棄になっていたのかもしれない。

彼女は言う。

「では、そんなときに、満面の笑顔で、明るさ一杯で、その患者さんの個室へ『おはようございまーす』とか言って入っていける？　あの人はそういう『生』が眩しくて苦痛だったと思う」

確かにそうだろう。妻は看護師になって1年目にその患者に出会って、一言も会話を交わさなかったが何かを学んだのだろう。それはおそらく、患者が望むものを看護師は懸命に探っていかなければいけないということだった。この体験は彼女の心に根を下ろし、今でもことあるごとにその患者の白い脚をよく思い出すという。

患者が10人いれば、10のニーズがある。そしてさらに、1人の患者のニーズは1日の中で何通りにも変化していく。それを汲み取るのが看護師の仕事かもしれない。ターミナル病棟では、死を目前に控えた患者たちが自分の要求をストレートに看護師に伝えたらしい。

「あなたの採血はいつも失敗ばかりで痛いからイヤ。別の人にして！」

こう言われれば、素直に交代するのがその病棟での約束事だった。だから、看護師にとって大事なのは、明るい笑顔ではなく、相手の気持ちを汲み取る力と、採血や点滴を一発で決められる技術ということだ。

したがって、若い看護師には確かにフットワークの軽さみたいな利点はあるものの、やはり一人前になるのは時間がかかると言えそうだ。ベテランの看護師は思慮深いし、医師との間でもよくコミュニケーションが取れる。患者もそのことをよく知っており、腰を揉んでもらいたいときは若い看護師に頼み、医師に自分の希望を伝えたいときはベテランの看護師に相談することが多いという。

看護の力とは何か

インフォームドコンセントという名のもとに、治療方法を並べて患者に選んでもらうという医療も増えつつある。だが、最善の治療を知っているのはプロである医師であり、アマチュアである患者ではない。医師が患者のニーズに耳を傾ける場面はひと昔前に比べればはるかに増えた。しかし医師は患者を「導く」ポジションにいることは基本的に変わっていない。一方看護師のポジションはどこにあるのであろうか。それは患者を「迎えにいく」地点にあると言えるだろう。

患者の心配ごとや困りごとを自分から「迎えにいって」、患者家族が何を望んでいるのかを語ってもらう力が看護の力かもしれない。状況によっては、その困りごとを看護師自身で解決することもあるし、医師にうまく橋渡しして解決へつなげていくこともあるだろう。

こうした繊細な力は、病棟の看護師でも外来の看護師でも同様に必要であろうとぼくは考える。それはターミナル病棟でも、開業クリニックであっても、基本の部分は共通だ。ぼくはいつもスタッフに対して、「スマイル＝ゼロ円みたいなサービスは不要だけど、患者家族は困っている人だから、その困り感を分かってあげてね」と言っている。

ぼくが無愛想なのは前に書いた通りだが、うちのスタッフは、ぼくがそう言ってもちゃんとスマイルで患者に接しているようだ。そして患者家族には日々困り事がたくさんある。そうした相談を一つひとつ丁寧に聞いていくのがスタッフの役割で、またやりがいのように見える。ぼくの診察補助だけをやっていたらあまりおもしろくないかもしれない。

それを考えると、看護師にはやはり看護師ならではの役目があり、ぼくと離れた所で患者家族に心を寄せることが本分かもしれない。そうすると、大学病院で看護師が自分たち独自の道を探そうと模索していたのは間違っていなかったという気がしてくる。

結局いい看護師とはどういう看護師か。医者は患者になって一人前という言葉があるが、これは看護師も同じだろう。繰り返しになるが、患者から見た看護師は本当に癒しの人である。その代役は医者には務まらない。そのことを十分に知っている看護師は、患者のそばに立ち、見て聞いて手で触れて、心を通わすだろう。その通じ合いが看護の第一歩だと思う。

第四部

医者は診察しながら何を考えているか？

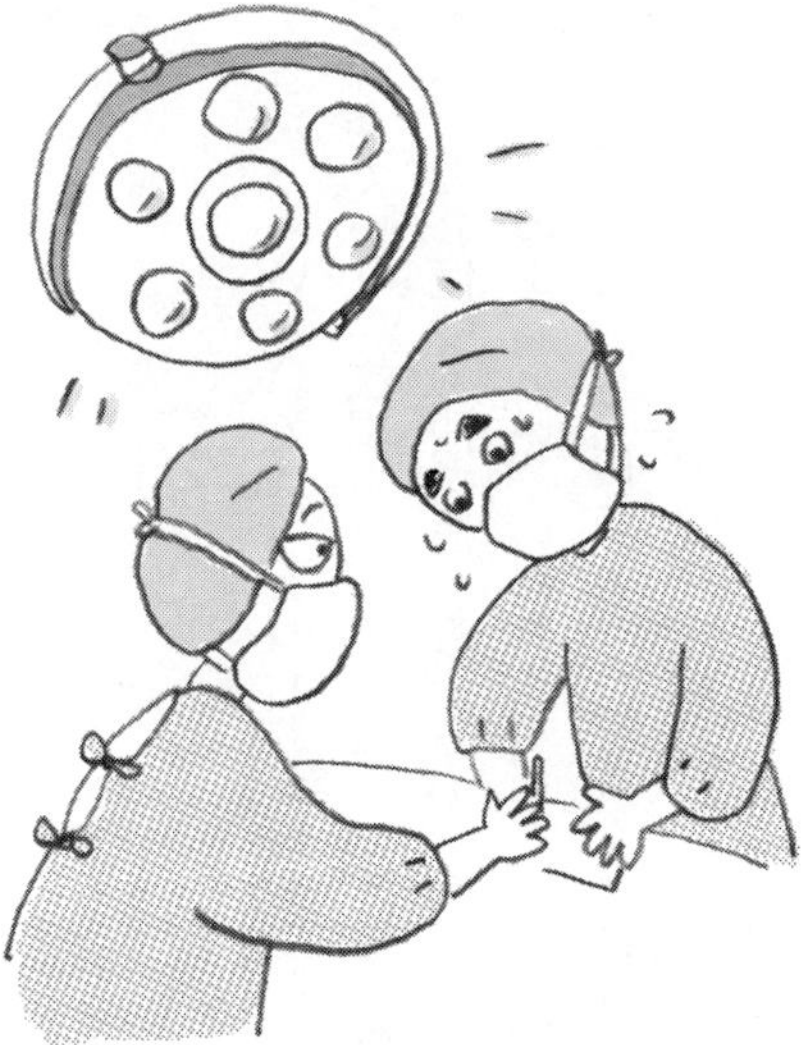

18　熱が下がらないと夜も眠れない

通常、発熱は72時間

6章で、ぼくはニコニコしていない医者だと書いた。では、どっしりと構えて肝っ玉が座っている人間かというとそれは違う。今でいう「繊細さん」である。こうした性格が開業医に向いているのか何とも言えない。勤務医でも開業医でもいろいろなキャラの医者がいて、それぞれ自分の性格を活かして診療をしているのだろう。

普通、人の発熱は午前中に低く午後から上がっていく傾向をとる。よく保護者から「うちの子、熱が上がったり、下がったりするんです」と不安を訴えられるが、これは正常である。上がりっぱなしの方が怖い。

前日に熱があっても翌朝に下がっていることが多いので、つい、子どもを保育園に送り出してしまう。すると午後になって発熱し、職場に電話がかかって来るという流れになる。ぼくが、風邪のときは「とにかくよく休んで」というのは、こういう部分も指している。解熱して24時間経たないと、本当に発熱が終わったか分からない。

ではこの熱はいつまで続くのか。通常、72時間である。なぜと言われても、実際にそれくらいの期間が圧倒的に多いからである。その72時間の間に、免疫細胞がウイルスを駆逐してしまうのであろう。ところが、その熱がなかなか下がらないことがある。発熱が4日を超えて、5日、6日になることがあるのだ。月に1回は経験する。

長引く発熱

熱が長引いたとき、最も警戒するのはもちろん肺炎だが、どう診察しても肺炎ではないケースもある。そういうときは本当に悩ましい。先日は、1歳半の女の子がうちのクリニックを受診した。

その子の症状は鼻水と、たまに出る咳だった。昨日から38℃を超す熱があるという。今日でまる24時間ということになる。こうした患者は毎日何十人と来る。胸の音はきれいで、のどの奥も特に炎症はない。ぼくは母親に告げた。

「風邪としてふつうの範囲ですね。解熱剤とムコダインを4日分出しますから、無理しないでよく休んでください」

「分かりました」

このとき、母は安心した表情だった。

次にこの母子が受診したのは3日後だった。まだ38℃以上の熱があるという。もう72時間は過ぎた。ぼくはさらに丹念に胸の音を聴いた。きれいだ。

「咳はどうですか？　悪くなっていますか？」

「それが特に変わりないんです。1日に何度かコホンとするくらいなんです」

「念のため、酸素飽和度を測ってみましょう」

ぼくはそう言って看護師に酸素飽和度を測るテープを女の子の指に巻いてもらった。酸素飽和度は98％。心拍数130。いずれも正常である。肺炎は考えられない。

「お母さん、正常ですね。肺炎ということはないと思います。X線を撮ってもいいんですけど、無駄な被曝になると思います。ちょっと熱が長いんですけど、あと1日様子を見ましょう。明日の朝、熱が下がってなければ朝一番に受診してください」

「……熱の原因は何なんでしょうか？　もう5日目なんですけど」

「風邪は風邪だと思います。確かに経過が長いんですけど、こういうことも稀にあるんです。明日もう一度肺の音を聴きましょう」

本当にただの風邪？

翌朝、最初の患者としてこの母子が受診した。やはり熱があり、感冒症状は変わっていない。もう6日目である。肺はやはりきれいで、肺炎は考えられない。では、どうするか？

病気は、原因を一元的に考えた方がたいていの場合正解に辿り着くものである。風邪と同時にほかの病気があると考えるのはあまり得策ではない。全身状態も悪くないし、悪性の病気、たとえば白血病とか自己免疫疾患ではない。ただ、尿検査くらいはやっていい。1歳6か月なので、尿路感染の可能性はゼロではない。

この年齢だと、カテーテルを使って膀胱の中の尿を採取するか、おしっこパックを貼って尿が出るのを待つかどちらかだ。カテーテルを使うまでもなく、時間は十分にあるからおしっこパックでいいだろう。

それから、ちょっと痛いけど、採血もやりたい。白血球の数と炎症性タンパク質CR

Pの値を知りたい。一般的に、風邪などのウイルス感染だと、血液の中の白血球の数は大きく動かないが、細菌感染だと著明に上昇する。また、CRPは、ウイルス感染ではあまり上がらないが、細菌感染では大きく跳ね上がる。あくまでも一般論だ。

ぼくは母親に血液検査と尿検査をやらせてほしいとお願いした。母親は、「ぜひ、お願いします」と心配そうな表情で答えた。

処置室に移動して、まずおしっこパックを看護師が貼る。続いてぼくが子どもの肘から採血を行った。もちろん女の子は大泣き状態になってしまった。ところがそれが功を奏したのか、すぐにおしっこパックに尿が出た。看護師がすばやく尿をスピッツに移し、血液検査と尿検査を院内で開始した。

何人かの子どもを診察しているうちに、検査結果が出た。ぼくは母子を診察室に招いた。

「お母さん、これが血液検査の結果。人の血液には白血球と赤血球と血小板がある。赤血球と血小板の値はもちろん正常。ぼくが知りたいのは白血球の数。1歳6か月だと正常は6000から1万くらい。で、この子は1万5000でやや高いくらいで、異常というほどではない。こっちは炎症性タンパク質のCRP。正常は0・3未満。彼女の値は、

3・1。正常の10倍だね。でもこれくらいは風邪でもよくあるんです。体の中に細菌がいると、10とかに跳ね上がるんです。尿検査の結果は正常でした」

「じゃあ、どういうことなんでしょうか？」

「この子の体の中で恐ろしいことは起きていないということです」

「では、どうして熱が下がらないんでしょうか？　よくあることなんですか？」

「しょっちゅうはありません。だからこうやって尿検査や血液検査をやっているわけです。正確には分かりませんが、風邪のウイルスを排除できていないからだと思います」

「……どうしたらいいんでしょうか？」

こういうとき、開業医は闇雲に抗生剤を使う。でもぼくはそうしたくない。

「あと1日待ちましょう。明日も診させてください」

そこで母親は大粒の涙をポロポロっとこぼした。ぼくが「正確には分かりません」と言ったせいで不安になったのかもしれない。だけど、これは偽りのない言葉である。人間の体はブラックボックスで、何がどうなっているのか見えないことがある。また治療をしても1＋1が2にならないこともある。ぼくは励ますように「悪い病気じゃありませんから」と慰めて、同じ薬を延長して処方した。

帰宅しても考え込む

さて、その日ぼくは帰宅すると、その女の子のことを頭に浮かべていた。患者は1日に80人も90人も来る。そのすべての患者の一人ひとりについてあれこれ考えていたら、神経がもたない。だけどぼくは気になった子がいると、その子のことが脳裏から離れない。食事のときも考えているし、夜布団にもぐっても考えている。なかなか寝付けなかったりする。

診断はあれで合っているのか、本当に肺炎でないのか、やはりX線撮影をすべきだったのではないか。本当に悪性疾患じゃないと言い切れるのか……。いろいろな思いが頭の中をグルグル回る。

翌日、母子が4回目の受診をした。

「お母さん、その後どうですか?」

「それが、熱が下がったんです。お昼に37・8℃になって、夕方には平熱になりました。今朝も大丈夫です」

「それはよかった！　やはり風邪が長引いていたんですね。お母さん、何で治ったか、分かりますか？　ぼくの腕がいいから……じゃなくて、この子が自分で治したんです」

「そんなあ。本当にありがとうございました」

「いえいえ」

やっと笑顔が見えた。

病名診断より大事なこと

ぼくは大学病院で働いていたときより、開業医になってからの方が繊細になったような気がする。勤務医にはいざとなったら患者を入院させて経過を見るという奥の手がある。それに病院では医者は自分一人ではないから、みんなと知恵を出し合うことができる。そういう意味では開業医は自分一人きりだし、簡単に入院して様子を見ましょうとは言えない。

今の時代、安易に「心配ありません」と言って、のちにそれがひっくり返ると医師はかなり責められる。かと言って、少しでも可能性のある「心配な病気」を列挙していって親を不安に陥れるのも、それはかかりつけの役割ではないだろう。分からないことは、分からないと言いつつも、何が解決すべき核心なのかを説明していくのが重要だ。

診断には二つの意味がある。病名診断と重症度診断だ。例えば1歳の子が発熱と咳で受診したとしよう。これは何かのウイルス感染である。では何ウイルスか？　新型コロナウイルス・インフルエンザウイルス・RSウイルス・ヒトメタニューモウイルス……いくらでも可能性がある。開業医によってはあらゆる検査をやる医師もいる。また別の医師は周囲の流行状況を見て検査を絞る。ぼくは後者だ。

だが、いくら検査をしてもすべて陰性に出ることはよくある。検査で検出できるウイルスなどごく一部である。それが何ウイルスの感染なのかと追求することにはほとんど意味はない。だが、その子の診察をすれば、肺炎になっているのか、上気道炎（風邪）の範囲に留まっているのかを診断できる。つまり病名診断以上に重症度診断に意味があるわけだ。インフルエンザだって、これだけタミフルが処方される国は世界で日本だけだ。インフルエンザの流行期に、平熱より少し体温が高いと言ってクリニックを受診する患者家族がいるが、検査に意味があるのかは疑わしい。

医学書の中には、数えきれない病気が記載されている。そのすべてを診た経験のある医師などいない。医学生の頃に、病気のすべてを習うということもない。したがって、ぼくにも、見たこともなければ聞いたこともない病気はいくらでもある（聞いたことがないはさすがに稀だが)。目の前の患者が、自分の知らない病気なのでは？　という不安は、そういう意味でいつでもある。だから夜も眠れないことがあるのだ。

でも一番重要なことは、病名ではなく、目の前の患者がヤバい状態かそうでないかを見極めることである。ヤバいのであれば、専門の医者がいる病院に紹介すればいい。そしてそのヤバさに応じて、救急車を呼ぶか、今から自家用車で病院まで行ってもらうか、翌日に受診してもらうかを決める判断力が重要になる。

3歳半の壁

さて、この1歳6か月の女児は、6日間発熱して治った。大人の風邪で6日間の発熱というのはまずないだろう。これはひとえに年齢の低さに起因しているだろう。では、どれくらいまで年齢が上がれば、長期間の発熱はなくなるだろうか。医学書に書かれていないが、ぼくは3歳半くらいだと見ている。3歳半を過ぎると、風邪が長引くとか、風邪がこじれて肺炎になる確率がガクンと減る。科学的なデータはないが、おそらくこのあたりの年齢で免疫系の働きが強くなるのではないか。

3歳半は成長の過程の大きな一里塚に見える。この年齢の子は、自分の名前や年齢を言うことができる。文章を使って親と会話ができる。社会に交わって集団行動が取れる。トイレトレーニングが進み、オムツが取れるようになる。患者としても（たとえば）腹痛を「超痛い」のか、「ちょっと痛い」のか、「ふつうに痛い」のか表現できる。ハナもかめるようになり始めるので、鼻風邪も治りやすい。ここまで育っているのだから、注射でも採血でも本人にちゃんと説明することが大事になる。

逆に言えば、3歳半に満たない子はいろいろな意味で大人のサポートが必要である。訴えもはっきりしないし、何が苦しいのかうまく表現もできない。病原体とのミクロの闘いにも敗れかねない。小児科かかりつけ医は、3歳半までの子をしっかりと治し切ることが大事なミッションと言えるだろう。

19　恐怖の医療ミス

患者取り違え事件

診察室に患者家族を呼び込むときに、ぼくは挨拶に続けて子どもの名前をフルネームで呼ぶ。男女を問わず、「さん」づけにしている。「ちゃん」とか「くん」はちょっと子どもを見下している感じがするし、今の時代、男女を分ける必要もないだろう。患者の名前を確認することは医療の基本であり、これを間違えると取り返しのつかないことになりかねない。

平成11年1月11日は、何の日かみなさんはご存知だろうか。これは医者であれば誰もが知っている日だ。この日、横浜市立大学医学部附属病院の手術室で患者の取り間違えが起こった。患者Aは心疾患。患者Bは肺がんの疑い。病棟の看護師は手術室のホールまで患者を搬送する。ホールで手術室の看護師が患者を引き継ぐ。ここで最初の間違いがあった。

2人は入れ替わって本来とは別の手術室に入り、麻酔科医が麻酔をかけ、手術が始まってしまった。患者Aには、肺のう胞壁切除縫縮術が行われた。患者Bには、僧帽弁形成術が行われた。術後、2人の患者はICUに入り、そこで初めて取り違えに気付かれたのだった。

これは、取り返しのつかない医療ミスである。無意味な手術は単なる暴力・傷害と同じと言えよう。この事件を契機に、全国で患者取り違えを防ぐ二重三重のチェックが行われるようになった。確かにこういう事故の報を聞いてみると、千葉大病院で今までミスがなかったことがむしろ不思議だと思えた。

カルテは「みぎ」「ひだり」とひらがなで書いた

小児外科では、これを機会に鼠径ヘルニアの手術の左右を絶対に間違えない工夫をするようになった（別に今までに間違いがあったわけではない）。当時のカルテは手書きだったので、「右」「左」は殴り書きをすると判読が難しい。科としての総意ではないが、ぼくは「みぎ」「ひだり」とひらがなでカルテに記載するようにした。

また手術前の回診で、保護者に必ずヘルニアの左右を指差して確認してもらい、左のヘルニアだったら左足の足裏にサインペンで大きく丸印をつけることにした。これは教授のアイデアだったが、ぼくはこれに反対だった。足裏の印など、手術のときは布に覆われて見えなくなってしまうではないか。

ぼくは、手術で切るべき皮膚のラインを、ペンで事前に書いてしまえばいいと主張したが通らなかった。何でこんなにいいアイデアが採用されないのかまったく理解に苦しむ。いずれにしても、患者を取り違える、間違った場所を手術するというのは、医者にとって絶対にあってはならないことである。

医者はビビリのほうがいい

開業医になって、こういうプレッシャーから少し解放された。でもそれはまずいと考え直した。看護師が患者の名前を呼び、ぼくの診察室に入れてから、ぼくはフルネームと○歳○か月という年齢で個人を特定するようにしている。要するにぼくはビビリであり、医者はビビリでないといけないとぼくは考えている。でもこれは命を預かる仕事ならば、どんな職種でも同じだろう。

2022年9月5日に、静岡県の認定こども園で、3歳の子どもを通園バスの中に5時間も置き去りにして、熱中症で死に至らしめるという事故があった。子どもが味わった苦しみを思うと、胸が締め付けられるような気持ちになる。

どうしてこういうことが起きたのか。チェック体制が不十分だったのはもちろんだが、要は命に対して園が鈍感だったのだと思う。取り返しのつかないことをやってしまえば、それはもう元には戻らない。

大学病院に勤務していた19年の間に、ぼくの所属した小児外科は医療訴訟を抱えたことは一度もなかった。だが、医療ミスが皆無だったかというと、そうではない。病院にはヒヤリ・ハットレポートというものがあって、ヒヤリとしたり、ハッとしたものは、すべて報告することが義務付けられていた。危なくミスするところだったということは、何度かある。

恥ずかしくて言いたくないが、ぼくにも経験がある。赤ちゃんの輸液の組成を間違えたのだ。ぼくが36歳くらいの頃で、臨床医として一番勢いのあった時期のことだ。輸液というのは後で述べるがけっこう複雑で、特に新生児などでは何種類もの薬剤を混ぜ合わせてそれを点滴する。その日はつい油断して間違った輸液の組成を看護師へのオーダー表に書いた。

看護師が指示に従って輸液を作り、さあ、これから点滴しようという段になって、看護師が「先生、これ合ってるの？」と聞いてきてミスが発覚した。間違った輸液は未然に防ぐことができたが、ぼくは後に両親に謝罪した。あのとき、看護師が気づいてくれなかったら……。それを思うと今でも冷や汗が出る。命に関わる間違いではなかったが、ミスはミスだ。看護師さんには一生頭が上がらない。

注射してしまったら、取り出せない！

採血はミスをしても患者には害はない。子どもの採血は名人技が求められるくらい難しく、場合によっては2回、3回と針を刺しても血液を取れないことがある。親にしたら頭にくると思うが、その痛みも、傷もやがて消える。しかし、注射はそうではない。

うちのクリニックでは毎日十数人の子に予防接種の注射を打つ。子どもによっては同時接種といって、一度に6本打つことがある。だから毎日20本以上は打っている。言ってみればルーチンのような仕事だが、ぼくにはこれが猛烈なプレッシャーである。ビビりなので。

ぼくは1本打つたびに「4種混合ワクチン、3回目ですね」などと名前を告げて確認する。「はい」と返事してくれる保護者が大半だが、何の返事もしない人もいる。こっちがまなじりを決して尋ねているのだから、返事くらいはしてほしい。クリニックだと思って軽い気持ちで来ているのかもしれない。

子どもの点滴を甘く考えないで

そういう意味で言うと、「うちの子、発熱で元気がないので、点滴をしてください」と保護者に頼まれると、点滴の怖さを知っているんですかと、つい感情的になりそうになる。

今はどうだか知らないが、昔は成人のクリニックで二日酔いの患者が点滴を希望して、医師もよく点滴していたという話を聞いた。たしかに輸液を受けてたくさん排尿すれば二日酔いには効くかもしれない。だが、そんなどんぶり勘定の点滴は、小児にはない。

ちょっと専門的なことを話そう。

輸液には3要素がある。

- 欠乏量（点滴開始までにすでに失われている水と電解質の量）
- 維持量（飲み食いしないときに、生命を維持する水と電解質の量）
- 異常喪失（嘔吐や下痢など、本来失わない水と電解質の量）

この3点についてそれぞれ計算し、3種類の点滴のボトルを使って輸液するのが本来の点滴のあるべき姿である。もちろん、1時間あたり何ミリリットルのスピードで入れるかも極めて重要である。

これをクリニックでやるのは、不可能に近い。まあ、ある程度の身長・体重があれば大雑把な輸液はできる。しかし、0〜2歳ではほとんど無理である。いったん、体の中に水と電解質を入れてしまえば、それを取り出すことができない。

保護者によっては、点滴をすれば食事の代わりになると思っている人もいるが、これは誤解である。点滴の中に含まれているブドウ糖はごくわずかで栄養にはならない。あの中に入っているのは、水と塩とアルカリ製剤である。元気がない子に点滴をしても、血液を水で薄めているようなものだ。元気など出ない。

今はいい経口補水液がドラッグストアで買うことができる。血管の中に直接、水と電解質を入れるより、腸からゆっくり補水液を吸収させた方が、場合によっては効果的である。嘔吐下痢症の子どもでも、「まず舐めるところから始めて」と保護者に指導すると、ほぼ100%経口補水液でうまくいく。

うちのクリニックにも点滴ができる用意はあるが、点滴ボトルは1種類だし、点滴のスピードをコントロールする器械はない。脱水状態に陥るのは、3歳未満の子であるし、クリニックで大雑把な点滴をするならば入院した方がいいだろう。

堂々とした医者の方が危ない

ぼくは繊細さんの上に、ビビリであるが、これは決して医師に向いていないということではないと思う。医者にはものすごく堂々としていて、ちょっとしたことにも動じない人がいる。ところがそういう医者に限って、根拠のない自信を持っていたりする。患者家族から見れば、堂々たる医者の方が信頼を置けるかもしれない。だが、ぼくの目からすればそういう医者は危ない。

ちょっと神経質なくらいに名前をフルネームで確認したり、ワクチンの1本ごとに名前を出して確認したりする医者の方が、本当は安心できると思う。みなさんもそんな視点で医者を見てほしい。

20 もっとも難しいのは軽症患者

念のために受診する患者家族

受診のタイミングが最も難しいのは、実は軽症の患者かもしれない。診察するこっちも対応に困る。だが最後まで読んでほしいのだが、困るのは事実だが来てほしくないという意味ではない。

「朝起きて何となく体が熱いので、体温を測ったら37・6℃でした。念のためにすぐに受診しました」

こう言われると返答に詰まる。この発熱は、この後に下がるかもしれないし、どんどん上がるかもしれない。咳が出てくるかもしれないし、下痢になるかもしれない。何も起こらないかもしれない。そんなことは誰にも分からないのである。テレビCMで「効いたよね、早めの○○○○！」と宣伝しているから、親としては少しでも早く受診した方がいいと思っているのかもしれない。

だが分からないものは分からない。もし風邪だとすると、いったんウイルスが広がって、子どもが免疫系の力で対抗して、やがて風邪は治っていく。早めに薬を飲んでもこの流れは変わらない。そもそも何の薬を飲めばいいのか。したがってぼくにできることは診察と説明だけで、処方はない。

訴えが不明確な患者

患者の訴えがはっきりしないときもある。年に数回あるパターンとして、小学生の高学年くらいの子どもが「なんとなくだるい」とか「頭がふわふわして変な感じ」と言って受診したりする。

保護者とすれば、それがまずい事態なのか、そうではないのか判断がつかないのだろう。「頭がチクチクする」とか「お腹がボワンとする」と言ってきたりすることもある。不定愁訴という言葉が適切かどうか分からないが、こうした訴えが不明確のときは対応に困る。

もちろん問診を重ねて、いつから、どれくらいの頻度で、どれくらいつらいかを聞き取っていき、その症状によって患者がどれくらい困っているかを明らかにしていく。もちろん身体的な診察も行う。だが、やはりと言うべきか、診察上はっきりした異常は見つからない。

医学書というのは、疾患名別の解説のページと、症状別（たとえば嘔吐とか発熱とか）の解説のページからできている。だが、「だるい」とか「ふわふわ」という症状の項目はない。したがってそういう病気はない。もちろん、「だるく」て、発熱や貧血があれば、悪性疾患を疑うが、細かく話を聞き取って診察しても、「なんとなくだるい」しか出てこなければ、それは病気ではない。

それって心の病気ですか？

「そういう病気はありませんから、家でよく休んでください」と説明したりすると、多くの場合、保護者から「ストレスとか、そういう心の問題でしょうか」と聞かれたりする。

う〜ん、それは何とも言えない。一般的に患者家族は、精神科に過剰な期待をしているとぼくは思う。心の問題は、児童精神科医なら分かると思っている人が多いが、それは正しくない。人の心の中は、精神科医にも分からない。

「なんだかお腹の調子が悪い」という曖昧な訴えで受診する患者の親が、「児童精神科を受診した方がいいのでしょうか」と聞いてくることがある。しかし、それは精神科医にとっても答えられない。そういった患者を精神科医が診た場合、必ず家族に言う言葉がある。それは「まず小児科で、腸の病気ではないことを確認してきてください」というものだ。

つまりストレスが原因で腸の調子が悪いというのは、腸の病気が除外できて初めて言える診断なのである（これを除外診断という）。すると、家族はどうしたらいいか分からなくなってしまう。

症状の重さと長さ

そこでぼくは毎回話を整理する。まず、子どもがその症状によってどのくらいつらいのか。日常生活が回っていかないくらいつらいのか。学校に行けないほどつらいのか。夜眠れないほどつらいのか。

するとほぼ100％のケースで、そこまでつらくないという答えが返ってくる。「だったら、経過を見ることが重要です」というのがぼくの答えだ。なぜならば、病気というのは、「症状の重さ」と「症状の長さ」とを掛け合わせた積の大きさで決まるからである。医者はすぐに「様子を見ましょう」と言うが、それはこの積の大きさを見定めようとしているのである。

その「だるさ感」も「ふわふわ感」も、一晩ぐっすり眠ったら治ってしまうかもしれない。別の言い方をすれば、今から大学病院を受診して精密検査をする必要はない。もっとも精密検査と言っても何をやればいいか分からないが。だが、いずれにしてもそう説明すると家族は安心する。

「症状が続くならまた明日来てみてください。繰り返し診察しますから」というと、本人も家族も納得してくれる。医者にとって患者を繰り返し診ることは基本のキであるし、患者家族も医者から見放されるようなことを言われるのが一番イヤなはずである。

ところが医者の中には、こうした曖昧な訴えをする患者に対して、根拠もなく「大したことないよ」と鼻で笑うような対応をする人がいる。自分の長年の経験からそう決めつけているのだろうが、そういう言い方は患者家族にはつらい。医者は困っている人を笑ってはいけない。患者から見た場合、自分が困っているのに真剣に取り合ってくれないなら、その医者はあなたにとって必要ない。

軽症患者を診るのが開業医の役割

ここまで、軽症患者と、訴えが曖昧な患者がある意味で一番難しいことを述べたが、これは「受診する必要なし」ということを言いたいわけではない。いや、むしろ開業医を利用してほしい。国は、大病院（大学などの特定機能病院や200床以上の大型病院など）へは重症や難病の患者だけが受診するように誘導していることは、みなさんもご存じだろう。紹介状なしで大病院を受診すると、診察料のほかに特別料金がかかる。初診料は、2022年4月から7000円で、これは全額自己負担である。

開業医は自分のホームページなどで、受診の目安などをよく掲載している。ぼくも『子どもの危険な病気のサインがわかる本』（講談社）という本を書いて、みなさんの役に立ってもらおうと考えた。しかし、これらはアブナイ病気を見逃さずに早く受診してくださいということを言っているのであり、軽症や症状がはっきりしない患者は受診しないでくれということとはまったく違う。そこは誤解してほしくない。

21　何もしないほうが儲かる仕組み

診療報酬に無頓着

医者の医療行為は出来高払いで、何か一つやるごとに診療報酬を受け取ることができる。検査をすれば○○点とか、処方をすれば○○点という具合である。開業医の中にはこういう点数に非常に詳しい人もいる。いや、むしろその方が普通かもしれない。だが、ぼくはまったく診療報酬点数に無頓着で何が何点なのか、まったく知らない。

ぼくが大学病院にいたとき、保護者にクレームを付けられたことがあった。

「毎月通って、毎回同じ検査をするのに、お会計のときに金額がバラバラなんです。なぜですか？　納得できません」

ああ、なるほどとぼくは思った。当時の大学は会計システムが電子化されておらず、紙カルテの中には会計箋という用紙が挟まれていた。会計箋には処置や検査の名前がずらりと並んでいて、医者は処置や検査をやるごとに、そこに○を付けるというルールだった。ところがそういうシステムになっていること自体を、ぼくは先輩からちゃんと教わったことがなかった。先輩の先生たちも○を付けるのがいい加減だった。つまりきっちりと料金を取っていなかったのである。

「バラバラになる理由は、毎回ちゃんと料金をいただいていないからです。過剰に請求したことは一度もありません。こっちが取り損ねたことが何度もあったのだと思います」

「……そうなんですか？　ちょっと納得いきませんけど。まあ、一応言っておきますからね」

その保護者はちょっと訝《いぶか》しげな顔だった。

今は電子カルテの中にオーダリングシステムが組み込まれている。だからと言ってコスト漏れがゼロになるわけではないが、紙でやっていたときよりはるかに正確だろう。

大学時代、自分たちのやった医療行為に対してコストを請求しなかったというのは、病院に対する一種の背任みたいなものになるのだろうか。いずれにしても、当時の医者は医療を先輩から教わることはあっても、コストを取るということを教わることはまったくなかった。

そんな環境で育ったせいか、ぼくは今でも診療報酬に関心がほとんどない。2年に1回、中央社会保険医療協議会が診療報酬の改訂に関して厚労大臣に答申を出すが、ぼくは新聞でちらりと眺めるくらいである。でも、個人事業主としてこれではいけないのだろう。スタッフも雇っている身だから、ちゃんとクリニックの運営を考えなければならない。

病院と診療所の診療報酬の違い

診療報酬の基本は、初診料と再診料である。これはみなさんも病院やクリニックを受診したときに明細書を受け取るので何となく知っているかもしれない。ところがその額が、診療所と200床以上の病院では大きく異なっていることをご存じだろうか。

初診料は同じであるが、再診のときに大きく差がつく。

診療所では、再診料＝73点、外来管理加算＝52点の合計125点が基本になる。これに加え、がん・喘息・高血圧・糖尿病・高脂血症などの特定疾患があると、特定疾患療養管理料の225点が追加される。ところがこの225点は診療所だけが請求できる。つまり、喘息で診療所を再診すると、診療報酬は、73＋52＋225＝350点になる。

一方、200床以上の病院では、喘息で再診しても74点しか請求できない。1点は10円なので、診療所は3500円、200床以上の病院は740円である（患者負担は6歳から69歳で3割）。

なぜここまで違うのであろうか。先述した「紹介状なしで7000円」を思い出してほしい。国の考え方は、診断がついて患者の状態が安定したら、地元の診療所で診てもらってほしいと考えているわけである。大病院はあくまでも緊急とか、重症とか、難病とか、診療所で手に負えない患者を診る所であり、あまり患者で混雑すると本来の機能が果たせない。

そこで、診療所から病院へ、病院で診断・治療、そしてまた病院から診療所へという流れを、こういった診療報酬で作ろうと意図しているのである。別の見方をすると、大病院志向の患者が日本にはたくさんいるということだ。

でも、ぼくは小児クリニックをやっていて、喘息などの慢性疾患の治療を大学病院で受けたいという患者家族に会ったことがない。ぼく自身も厄介な持病があって3か月に

1回、大学病院の脳神経外科に通っているが、駐車場も混雑しているし、会計もものすごく待たされるし、大学病院に好んで通う人の気が知れない。

薬を多く出しても儲からない

これまで医療は出来高払いと述べてきたが、厳密に言うとちょっと違う。今はもうあまり言わないと思うが、昭和の医療は薬漬けという言葉があり、開業医を非難してそう表現することがあった。当時の診療所は院内に薬局を併設しているところが多く、薬価差益といって、仕入れた薬価代金と処方したときの公定価格の差の分を儲けとしていたことが多かった。つまり処方すればするほど儲かるわけである。

ところが現在は医薬分業が進み、この問題は解消されつつある。院内処方よりも院外処方の方が医療報酬が高いので、新規に開業するクリニックで院内薬局を併設する所はかなり減っている。院内薬局を併設しようと思ったら、診療所の中に薬局を作らなければいけないのだから、そのコストは人件費を含めて莫大になる。

国はさらに、医者が薬をたくさん出すのを抑えようとしている。院外処方で、内服薬が6種類以下のとき、処方箋料は68点（＝680円）だが、7種類以上になると40点

（＝四〇〇円）に減額される。薬をたくさん出すと「損」になるのである。こういう誘導もあって、無闇に（不要な）薬を出す医者はかなり減ったのではないか。ただし、医者が儲けようとして必要な薬を削って6種類以内に収めようとするのは論外であるが。

何もしないほうが儲かるルール

小児医療に関しては特別なルールがある。小児科外来診療料というものだ。対象患者は6歳未満。これは出来高ではなく、どんな医療をやろうとも、報酬金額が一定というものだ。こういう医療形態を包括医療といい、業界内ではマルメ（金額を丸め込む）と呼ばれている。検査をやろうが、処置をしようが、報酬は同じである。つまり露骨に言えば、何もしない方が儲かるということになる。

初診料は599点（＝5990円）、再診料は406点（＝4060円）である。ところがさらに、処方箋を出さないと、初診料は716点（＝7160円）、再診料は524点（＝5240円）に跳ね上がる。薬も出さず、ただ話をしていれば一番儲けが出るというシステムだ。いや、ただ話をするだけというのは言い過ぎだ。しっかり説明するということだ。

この小児科外来診療料というのは、医師が自分で選択できる。出来高を選びたい人は申請しなければいいし、マルメがいいなら申請すればいいのである。途中でチェンジすることもOKだ。

このマルメを使うと必要な検査まで医師はしなくなってしまうものだろうか。ぼくの友人の小児科医に聞いた話だが、その医師は出来高とマルメの両方を経験したことがあるという。で、結果はというと診療報酬はほとんど差がなかったそうだ。つまりマルメだからといって本当に必要な検査を省く小児科医は普通はいないと考えていいだろう。

国は医療費削減の方向へ誘導

でも国は明らかにこのマルメ制度によって医療費を削減しようとしている。国からのメッセージとしては、なるべく検査や処置や処方は減らしてくれということだろう。ぼくのクリニックは開院からずっとマルメである。その理由は、医療事務のスタッフがその方が楽だろうと思ったからだ。ただ、ぼくは子どもに痛い検査をすることや、被曝するX線撮影をすることや、やたらと薬を出すことが嫌いなので、この方が合っていたかもしれない。

　これから先も国は医療費を削ろうと躍起になってくるはずだ。財政の健全化のためにはとても重要なことではあるが、それによって患者に対する医療サービスが低下するようなことがあってはならない。その一方で、明らかに不要な医療はどんどん削るべきである。薬漬けはなくなったが、無駄な検査はまだあるのではないか。

　たとえば、子どもが離乳食を始める前に、血液検査で食物アレルギーの有無を調べる必要があると思っている親がいる。これは基本的に間違い。採血しても食物アレルギーの予測はつかない。こうした検査を積極的にやっている医者に問題があると言わざるを得ない。痛いだけで意味なしの検査は、子どもにとって迷惑でしかない。

　この章は、うちのクリニックのスタッフに診療報酬の点数を教わりながら書いた。

22 手術はストレス？ それとも楽しい？

手術のとき何を考えているのか

開業医になって3年目くらいのときに、ある出版社の編集者から質問された。

「先生は、小さな子の体にメスを入れる瞬間、何を考えていたんですか？」

ぼくは「うっ」と答えに詰まって返事ができなかった。この問いに答えるのは簡単ではない。前に「外科医は手術が好きだ」と書いたけど、これをもう少し詳しく説明すると、やや長い話になる。手術をする外科医の心境についてはよく聞かれることなので、ちょっと述べてみたい。

ぼくが最初に執刀医になったのは研修医の1年目の終わりの頃である。患者は2歳の鼠径ヘルニアの男の子。この疾患は小児外科で圧倒的に数が多く、鼠径ヘルニアの手術ができなければ小児外科医とは言えない。

手術自体はシンプルなもので、30分もあれば終了する。ではこの手術が簡単かというとそんなことはまったくない。極めて繊細な手技が必要である。成人の外科医には、子どもの鼠径ヘルニアは絶対に手術できないだろう。

1秒でも早く腹を閉じろ

「前立ち」といって、術者の正面に立って手術を指導するのが教授。ぼくが仕えた初代の教授は、泣き止んだ子どもがまた泣き出すくらい怖い先生だった。初めての手術なんて緊張で腕がガチガチ、指がブルブルである。さらに目の前に教授が仁王立ちしているのだから、若い研修医は緊張の極致である。

教授は手術の腕一本で教授の地位についたような人だったから、当然手術の指導は厳しい。研修医が次にどうしたらいいか分からなくなったら、教えてくれるなんていうことは絶対になかった。その代わり、ドカンと超弩級の雷が落ちる。研修医、頭の中、真っ白である。

教授の口癖は「1分でも1秒でも早く腹を閉じろ！」だった。大人に比べて体力に劣る子どもに手術をする場合、少しでも手術の負担を減らせというのが先生の哲学だった。だからぼくは若いころ、手術というと強烈なストレスのもとでメスを握っていた。ただ、そのストレスがただひたすらつらいものかというと、それも少し違うのだが、ここではそれ以上には踏み込まないでおく。

小児の腎臓がんで立ち往生

31歳で松戸市立病院に出向したとき、ぼくには上司が2人いた。小児外科の部長と、その下の副部長である。2人ともベテランで、手術の腕は「切れ味、抜群」という感じだった。ぼくは2人の先生からたくさんの手術を指導してもらった。

あるとき、ウイルムス腫瘍という腎臓から発生した小児がんの担当を任された。1歳の女の子だ。腫瘍は巨大だったが、摘出できないことはないと、術前の画像検査で判断した。そして手術に挑んだ。ぼくが執刀医で、前立ちは部長。副部長の先生も助手として手術に入ってくれた。

縦にお腹を大きく切開して腫瘍をあらわにする。これを周囲から剝がして腎静脈と腎動脈を縛り、腎臓ごと腫瘍を摘出すればいいのだ（正常の腎臓はほとんど残っていなかった)。ところが、この腫瘍が周囲の組織にガッチリ食い込んでどうにも剝がれない。特に大腸に腫瘍が強く癒着して、剝離鉗子《かんし》という器具を使うのだがどうにもならない。

「早くしないと！」

ぼくは心の中で叫んだ。ドッと額に汗が浮かんだ。そのとき、前立ちを務めていた部長先生が厳かに言った。

「何をやっているんですか？」

「……」

「こんなもん、剝がれるわけがありません。大腸を合併切除しなさい」

そうか。これは大腸を温存して剝がすのは無理なんだ。そんな発想はなかった。大学でもウイルムス腫瘍で大腸の合併切除をしたケースは1例も見たことがなかった。でも確かにこれは剝がれない。大腸をまず切り離して、大腸ごと腫瘍を摘出しなければならない。腫瘍を取ったら、大腸同士を縫い合わせればいい。しかし、それってどれだけ長い手術になるのだろう。焦る。早く腫瘍を取り出したい。

そのとき、助手を務めてくれていた副部長先生が口を開いた。

「徹夜だよ。徹夜すればいいんだよ。そうすれば必ず腫瘍は取れるよ」

この言葉は、ぼくの手術に対する考え方にコペルニクス的転回をもたらした。手術って1分、1秒を競うものじゃないんだ。焦る必要はないんだ。肩からフッと力が抜けた。手術が終わるまで6時間かかったが、完璧な手術ができた。

手術にはクリエイティブな楽しさ

この言葉、この手術でぼくの手術観は完全に変わった。教授の教えを守らなかったのかもしれないが、1秒にこだわるのはやめた。これを機会に呪縛から解き放たれ、手術が強いストレスではなくなっていった。また後年、ぼくが指導的立場になってからは、後輩に1秒を急《せ》かすような手術は指導しなかった。

かといって、鼻歌まじりで手術をしているわけではない。手術は厳粛なものだし、緊張も必要で、ミスは許されない。周到な準備が必須であり、何回経験した手術でも術前には必ず手術書を読むし、以前に自分が書いた手術所見用紙を読み返す。

「徹夜でいい」と教えてくれた副部長先生はこうも言っていた。「手術とは頭でやるもんだ」と。ぼくはその教えを守り、人間の体の中の解剖図を徹底的に頭の中に叩き込み、手術の手順を完璧に覚えて、無駄な動作はゼロにして手術に臨んだ。そういう意味では、教授の「1秒でも早く」と結果としては近いかもしれない。

だから手術をどんな気持ちでやっているかと問われれば、厳粛な気持ちと共に、ゴールに向かって進んでいき、何かを達成するかのようなクリエイティブな楽しさを感じるものだと言っていいだろう。ぼくは19年間の医局在籍期間に、約1800件の手術に加わった。大した数ではないが、1例1例が濃かった。大学を辞める直前の最後の1例は今でも鮮明に覚えている。そしてあのときの手術室の空気感も忘れることはできない。

もう外科的処置はしたくない

開業医になって、ときどき怪我の子が受診する。小児外科医が開業すると嬉々《きき》として外科処置をしたがるという話を学会で聞いたことがあるが、ぼくにはそういう気持ちはまったくない。傷の縫合なんて手術のうちには入らない。切った傷の99%のケースは、外科用テープを貼って傷を寄せて、ハイドロコロイド（キズパワーパッドのようなもの）で覆っておけば治る。

ぼくが傷を縫うのは、出血がダラダラと続き、テープで寄せても止血できないときだけだ。それも言ってみれば、しかたなくやっている。局所麻酔の注射はそれ自体が痛いので、子どもには苦痛である。おまけに全身タオルでくるまれて、動きを抑制されて。子どもが嫌がることを、ぼくはしたくない。

日曜日に子どもが怪我をすると、休日救急診療所の外科が対応する。小児外科医ではなく、大人の外科医である。月曜日になってうちのクリニックに「今後の抜糸をお願いします」と紹介状を持って患者家族が来院するのだが、はっきり言って「なんでこんな小さな傷を縫うの?」という例ばかりである。外科医って本当に縫うのが好きなんだなと思う。

そういう意味ではぼくは自称「小児外科医」であるが、もはや本当の意味で「外科医」ではない。でも、やれと言われれば今でも小児外科の手術は何でもできると自分では思っているが。小児外科医が開業する意味は、傷の外科的処置をすることではなく、小児外科疾患を早期に診断することにある。

今でも頻繁に手術の夢を見るのは、また執刀したいという願望があるからなのかな。でもぼくは40歳のころには、手術に関してある到達点に至っていたような万能感を持っていた。自分なりにやり遂げた感覚があるので、もういいかなという思いの方が強い。

読者のみなさんには、日曜日や夜間の傷の処置の方法を教えたい。切り傷・擦り傷は、消毒せずにシャワーの水で傷を洗うこと。砂とかの異物が残ると感染する。洗った後はタオルでそっと拭いて、キズパワーパッド（のようなハイドロコロイド）を貼ってほしい。これでほとんどの場合十分である。出血が止まらないときだけ、医療機関に行ってください。

23　開業医が虐待を発見したとき

増え続ける児童虐待

年に何度か、子どもの命に深刻に関わる虐待が報道される。また虐待は年々増加しているとも報道されている。児童虐待に小児医療従事者は無関係ではいられない。まず厚労省のデータから、児童相談所での虐待相談対応件数の推移を見てみよう。

https://www.mhlw.go.jp/content/11900000/000987725.pdf

平成12年（２０００年）は、児童虐待防止法が成立した年だ。この年の虐待対応件数が、１万７７２５件。そして令和3年（２０２１年）が速報値で20万７６５９件である。12倍近く増加している。統計を取り始めた１９９０年と比べれば、約１８８倍である。これは何を意味しているのであろうか。

児童虐待相談対応件数の推移

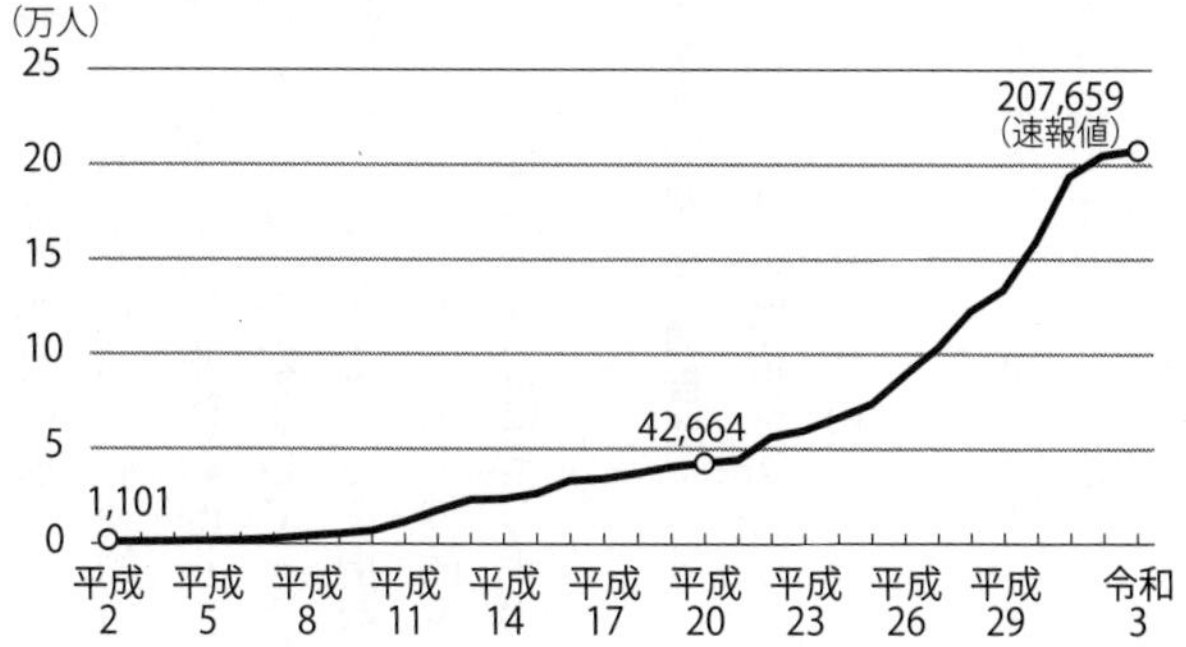

注：平成22年度の件数は、東日本大震災の影響により、
福島県を除いて集計した数値

虐待の種類とは？

それを考えるためには、虐待とは何かを知る必要がある。虐待には4種類ある（%は、令和3年度のデータにおける割合である）。

- 身体的虐待　23・7%
- ネグレクト（育児放棄・医療放棄）　15・1%
- 性的虐待　1・1%
- 心理的虐待　60・1%

身体的虐待・ネグレクト・性的虐待について説明は要さないだろう。心理的虐待というのは少し難しいので簡単に解説する。心理的虐待とは、「言葉による脅し、無視、きょうだい間での差別的扱い、子どもの目の前でのドメスティック・バイオレンス（面前DV）など」である。日本は欧米と比べて心理的虐待が多い。その最大の理由は、面前DVにある。2004年の児童虐待防止法の改正により、面前DVが心理的虐待に組み入れられた。この結果、警察庁は、警察がDVと認知したケースで夫婦間に未成年の子どもがいる場合、児童相談所に通告することを指示するようになった。

一方で、ネグレクトと性的虐待の件数が少ない。前者は子どもが死に至るようなケースにならないと通告に至らず、後者では実態が把握されていないのが実情であろう。

医療機関からの通告は

では、虐待と医療機関とはどういう関係にあるのだろうか。まず虐待相談の経路を見てみよう。これも令和3年のデータだ。

- 警察等　49・7％
- 近隣・知人　13・5％
- 家族・親戚　8・4％

・学校　　6・7%

こうした所が上位にくる。医療機関からの通告は、1・7%に過ぎない。だが、医療機関は虐待に関して特別な立場に位置する。法律でも、学校・児童福祉施設・病院などの職員や医師は「児童虐待を発見しやすい立場にあることを自覚し、児童虐待の早期発見に努めなければならない」とされている（児童虐待の防止等に関する法律：第5条）。

「お母さんに殴られた」

ぼくのクリニックと児童相談所（児相）の関わりは、4年前から始まった。あるとき、児相の職員が小学校低学年の子どもを連れてクリニックを受診した。その子の腕には打撲痕があり、本人は「自分で木にぶつけた」と言っている。だが児相の職員は親からの暴力を疑っていた。この子はこれまでに何度も虐待通告があり、現在は児相で一時保護の状態になっているという。

ぼくは小児外科医だから、「子ども」「外傷」に関してうってつけと思ったのだろう。しかしいくら何でもこの傷が、自分でぶつけたものか、親に殴られたかは判断できない。

ぼくは素直にそのまま返事した。

この一件をきっかけに児相からの相談の電話が増え、そのうち相談なしでいきなり受診という形で児相職員が一時保護の児童を連れてぼくのクリニックに来るようになった。全身にアザがある子どもに対して話を聴きながら、カルテに所見をまとめていく。

「このアザ、どうしたの？」

「お母さんに殴られた」

子どもとこういう会話をするのは本当につらい。胸が締め付けられる。

児相ではもちろん全身のアザを写真に撮ってファイルにまとめているが、医者の書く「陳旧性打撲痕」などの専門用語が必要なのであろう。診断書にまとめて提出したこともある。

ぼく自身は36年間医師をやる中で、少子化が進み、親が1人の子にかける愛情は何倍にも濃くなってきたと感じている。親子の精神的な距離が詰まりすぎているくらいに詰まっている中で、どうして虐待が増えるのか理解に苦しむ。虐待は連鎖するということはよく知られているが、虐待されて育った子が親になって全員が我が子を虐待するわけではないだろう。何が虐待を生むのか、どうすれば防げるのか、このことはこれからも考えていきたい。

正直、児童相談所への通告は難しい

児相からの相談とは別に、ぼくのクリニックには頭部打撲の子どもがよく受診する。本来は脳外科医の仕事のはずだが、脳外科医は小児の頭部外傷を診ようとしない。

経過を見ていい外傷ならばそのまま帰宅させるが、頭蓋骨骨折や脳の損傷が疑われるケースでは大病院の医師に相談の電話を入れる。そういうとき、ほとんど必ず「親子関係に問題はなさそうですか？」と質問される。大きな外傷＝虐待というのが、病院の医師の認識である。

だが、児相への通告は難しい。一発で親との関係が悪くなるからだ。小児医療の世界では、「親とは子どもの最善の利益の代弁者」という考え方がある。子どもはワクチンの注射などは打たれたくない。だから暴れたりする。親は懸命に抑えるし、ワクチンを打ってほしいというのが親の希望であり、医師の判断だ。子どもが嫌がっても、最善の利益を知っているのが親なので、親がワクチンに同意すれば子どもの感情には左右されない。

あれは虐待だったのか？

しかし児相へ通告するという行為は、その親との関係を切る行為とも言える。ぼくが大学病院の医局に在籍していたとき、何件か通告の経験がある。そのうちの1件はどうにも忘れられない。

患者は、嘔吐・腹痛・体重減少で小児外科病棟に入院になった幼稚園児だった。検査をいくつかやったが、はっきりした病気は見つからなかった。ぼくの先輩の医師はネグレクトを疑って児相に通告した。すぐに児相の職員が病棟にやってきて、両親に対して聞き取りを始めた。

聞き取りは数日に及んだが、結局虐待の有無は明らかにならず、児相はそれ以上の介入はしないことになった。両親は「大変心外です」と怒っていたが、その怒り方にあまり怒りがこもっていないように見えたことが、われわれは引っかかった。「濡れ衣」を着せられたのなら、もっと人は怒るのではないか。いずれにしても両親とのコミュニケーションはここで切れた。

われわれ内部でも実は意見が割れた。あれは絶対にネグレクトだと最後まで主張する医師もいたし、児相への通告はやりすぎだったと事態を批判的に見る医師もいた。真相は藪の中であり、食欲を少しずつ取り戻したその子どもは退院していった。その後、家族は外来のフォロー（経過観察）には現れなかった。

当時の反省点があるとすれば、児相への通告を多人数で検討しなかったことだ。現在の千葉大病院には、虐待対応委員会があり、さらにその下部組織としてファミリーサポートチームがある。医師・看護師・ソーシャルワーカーなどが協力して家族を支援する体制をとっている。虐待相談は、通告してそれでおしまいというケースばかりではない。親自身が児相への相談を望んでいる場合もあり、そういうケースではファミリーサポートチームが児相と情報交換しながら家族を支援していく。

虐待という誤診もある

医療サイドが気をつけなければならないのは、患者の病気を見逃して虐待と誤って判断することだ。

ぼくのクリニックに0歳の男の子が健診にやってきた。身長・体重・頭位を測定したが、すべてが小さい。特に頭位が標準より明らかに小さい。これは先天性の病気の可能性があるとぼくは判断した。精密検査が必要だと考えて、「A病院に紹介状を書きますね」と母親に告げた。

母親の答えは「A病院はイヤです。行きたくありません」というものだった。

「なぜですか?」

「実は、体重が増えないので近所の小児科を受診したんです。そうしたらA病院に行くようにと紹介状を渡されました。A病院に行ったら、体重が少ないのは育児放棄だと言われました」

「……それで今は?」

「児童相談所の人が定期的にうちに来ています。私、虐待なんてしていません」

「分かりました。頭位が小さいのは事実ですから、精密検査は必要です。では、ちょっと遠いけどB病院に紹介状を書きます。必ず受診してください」

この母子はB病院を受診して検査を受けた。診断は先天性の小頭症とてんかんだった。体重が少ないのは脳の病気のせいだったのだ。

おそらく、今の時代、病院勤務の小児科医は頭部外傷とか体重増加不良とかにピリピリしていると思う。虐待が死につながることを医者の立場からすると何としても避けたい。小児医療とは、子どもの病気を治すと共に、親の心を治す（癒す）医療という人もいる。この考え方も正しいと思うし、普通は子と親は一体の利益を共有している。

だが、小児医療の真の目標は、親よりも「子どもの声を聴き、支援する」ことに真髄があると言える。虐待において、親とか親代わりの人間は、子どもにとって最大の不利益をもたらす人である。そういう人間関係に関わっていくのは正直大変気が重い。だけどこれからの時代、子どもの権利を守るという考え方はますます重要になっていくだろう。それは勤務医も開業医も変わらないと思う。

「自分で木にぶつけた」と言っていた小学生が、4年ぶりにうちのクリニックをつい最近、受診した。今度は怪我ではなく、湿疹の治療のためにやってきた。だが、その子は親と一緒に来たのではなかった。児童養護施設の職員に連れられて受診したのだった。そうか……その後、親元には戻らず施設に入所になったのか。何とも言えない気持ちのままに、ぼくは黙々とその子の肌に触れた。

ぼくにできることは小さなことだと思うが、子どもの権利を守っていくという大きな志はこれからもずっと持っていたい。

おわりに

２０２３年5月で、ぼくのクリニックは18年目に入る。大家さんとは20年契約を交わしているから、あと3年でいったん契約が切れる。ぼくもそのときは64歳になっているので、その後の人生を考えなければならない。ぼくには２人の子どもがいるが、医療にはまったく関心がないし、ぼくも医師になってほしいとは思わなかった。自分の道は自分で決めればいい。

さて、ではクリニックをどうするか。以前にぼくは64歳で引退したいと友人に語ったことがあった。するとそれは無責任だと窘《たしな》められてしまった。人生１００年時代（が本当かどうか別として）に、60歳代で引退するなんて早すぎるし、地域の患者に対してやるべきことがまだまだあると友人は諭してくれた。

日本人男性の平均健康寿命は、72・６８歳なのだそうである。せめてそこまでは働いて地域に恩返しをしなくてはいけないのかもしれない。うちのクリニックには発達障害の子が多数通っており、この子たちの成長を見続けたいという気持ちも確かにある。頼りにしてくれる家族がちょっとでもいるなら、自分が健康である限りはクリニックを走らせていこうと今は考えている。

だがいつか必ず終わりが来る。大家さんに建物を返してそれで終了でいいのだろうか。後継者を見つけるまでがぼくの仕事かもしれない。

ぼくのクリニックを引き継いでくれる医師が見つかれば、ぼくが築いてきた膨大なカルテがそのまま生きる。発達障害の子はもちろん、喘息とかアトピー性皮膚炎とかの慢性疾患の子どもたちも継続して医療を受けることができる。

また、内輪の話になるが、当院で働いているスタッフもまだまだ若い。彼女たちにもライフプランがあるだろう。続けて働くことができれば、きっと人生の安定につながるはずだ。雇用を守ることも、個人事業主としては重要な仕事である。

また、ぼくがこのまま廃業すればクリニック内の装備や機器はすべて破棄することになる。今の時代にそういう無駄はどうなんだろうか。ここはやはり居抜きで後継者に使ってもらうことが持続可能社会のあるべき姿のような気がする。

そういうことを考え始めていたとき、クリニックの継承を斡旋してくれる会社があることを知った。新型コロナ感染症がいまだ終息せず、医療は大変不安定である。新規開業にはリスクがある。そこで継承の形でクリニックを始めたい医師がとても増えているらしい。

確かに、新規開業の1年目は利益が出ないことがある。しかしうちのクリニックを引き継げば、確実に1年目から患者が押し寄せる。スタッフを雇う苦労もない。スタッフと電子カルテを引き継げば、日々の受診から会計まで、そして月に1回の診療報酬請求まで、難しいことを新人スタッフがゼロから学ぶということもない。

なんせ、初期投資額が大幅に減る。4章に書いたが、ぼくが借りた借入金とリース代は合わせて6200万円だった。多少、内装の手入れをしたとしても、それは数百万円だろう。はるかに得である。

そこで、後継者を探してくれる会社に「今すぐではないんですけど」と断った上で、うちのクリニックを譲る場合どのくらいの値段になるか調べてもらった。確定申告書も提出した。その結果を聞いてちょっと驚いた。営業権と保有資産を合計すると、譲渡価格は5118万2498円になるのだという。内訳は営業権が95％以上である。

びっくりである。はっきり言ってうれしかった。高く売れるからではない。ぼくのクリニックのソフトの部分にそれだけの価値があると言われたことがとてもうれしかったのだ。17年間クリニックをやってきたことがそれだけの価値を生んだのだなと何か報われた気がした。

だが、うちのクリニックにもまだまだやるべきことがある。最大の課題は発達障害の子をどこまで支援できるかである。発達に困難を抱えている子に対して、ぼくが療育機関（児童発達支援事業所）に繋げた子は数え切れないくらい多い。家族によっては定期的にうちを受診して話をしていく。

家族の抱える悩みは深い。そうした相談を受けるためには相当な時間が必要である。ぼくは可能な限り対応しているが、それでも家族には不十分と思われているかもしれない。ぼくのクリニックは超人気のクリニックではないものの、一日に１００人以上の患者を診ることも稀ではない。そういう中で発達障害の子の家族を支援していくのはなかなか難しい面がある。

問題はうちのクリニック以外にもある。それは千葉市という行政が発達障害の子どもたちをどう支援しようとしているかよく見えないことだ。発達障害に関する専門のスタッフが揃っている施設は、千葉市療育センターの1か所しかない。

開業医は、発達障害の可能性のある子に対して療育に繋げることのほか、千葉市療育センターと連携を取り、専門的な診断を仰ぐ。だが、千葉市療育センターだけではその仕事はとうてい無理である。この原稿を書いている時点で、千葉市療育センターは予約から受診まで8か月待ちの状態である。療育センターのスタッフは疲弊しているはずだし、現状、発達障害の子は開業医が診ていることになる。これでいいのだろうか。

発達障害の子に対する行政の取り組みは、全国の自治体によってかなり差があると聞く。行政が大きな予算を付けて充実した体制を築いている地方都市もある。千葉市が全国の中でどういう位置付けになるか分からないが、家族が困難を抱えている自治体はほかにもたくさんあるだろう。

一開業医の書く一冊の本には何の力もないことは十分承知しているが、それでも本書の読者にはこういう問題があることをぜひ知ってほしい。未来が変わると信じることができなければ、永遠に未来は変わらない。


さて、長い話にここまでお付き合いいただき、読者のみなさんには心から感謝したい。

開業医の舞台裏をぶっちゃけて語ってみたが、おもしろい話や参考になる話はあっただろうか。ぼくの最後のメッセージはただ一つ。それは「かかりつけの医師は、あなたの家族の成長に伴走するから、どんなことでも相談してほしい。医療だけのつながりだとちょっと寂しいよね」というものだ。本書がそういう関係のいとぐちになってくればうれしい。

開業医のリアルな姿を書いてほしい、そして、その原稿をぜひ読みたいと言ってくれた中央公論新社の中西恵子さんには感謝しかない。

本書を書くにあたって、研修医制度などの最新情報を千葉大学小児外科の後輩に教えてもらった。また、いつものように妻には原稿を読んでもらい、つまらないという部分を指摘してもらい、そこをバサッと切った。また、彼女が20歳のときに経験したターミナル病棟の話が聞けて本当によかった。後輩の医師や妻にも感謝の言葉をかけたい。

2023年12月10日

自宅の作業部屋で　　松永正訓

松永正訓　Matsunaga Tadashi

1961年、東京都生まれ。87年、千葉大学医学部を卒業し、小児外科医となる。日本小児外科学会・会長特別表彰など受賞歴多数。2006年より、「松永クリニック小児科・小児外科」院長。13年、『運命の子　トリソミー　短命という定めの男の子を授かった家族の物語』で第20回小学館ノンフィクション大賞を受賞。著書に『呼吸器の子』『小児がん外科医　君たちが教えてくれたこと』『発達障害に生まれて　自閉症児と母の17年』『いのちは輝く　わが子の障害を受け入れるとき』などがある。

中公新書ラクレ 809

開業医《かいぎょうい》の正体《しょうたい》

患者《かんじゃ》、看護師《かんごし》、お金《かね》のすべて

2024年２月10日初版
2024年９月30日11版

著者……松永正訓《まつながただし》

発行者……安部順一

発行所……中央公論新社
〒100-8152 東京都千代田区大手町 1-7-1
電話……販売 03-5299-1730　編集 03-5299-1870
URL https://www.chuko.co.jp/

本文印刷…三晃印刷　カバー印刷…大熊整美堂　製本…小泉製本

Published by CHUOKORON-SHINSHA, INC.
Printed in Japan ISBN978-4-12-150809-6 C1236